Assistent en maatschappij

Assistent en maatschappij

Burgerschap voor AG

B. van Abshoven
W. van Grootheest
T. Verhoeven

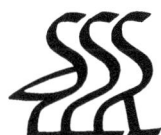

Bohn Stafleu van Loghum
Houten 2008

© 2008 Bohn Stafleu van Loghum, onderdeel van Springer Uitgeverij

Alle rechten voorbehouden. Niets uit deze uitgave mag worden verveelvoudigd, opgeslagen in een geautomatiseerd gegevensbestand, of openbaar gemaakt, in enige vorm of op enige wijze, hetzij elektronisch, mechanisch, door fotokopieën of opnamen, hetzij op enige andere manier, zonder voorafgaande schriftelijke toestemming van de uitgever.

Voor zover het maken van kopieën uit deze uitgave is toegestaan op grond van artikel 16b Auteurswet 1912 j° het Besluit van 20 juni 1974, Stb. 351, zoals gewijzigd bij Besluit van 23 augustus 1985, Stb. 471 en artikel 17 Auteurswet 1912, dient men de daarvoor wettelijk verschuldigde vergoedingen te voldoen aan de Stichting Reprorecht (Postbus 3051, 2130 KB Hoofddorp). Voor het overnemen van (een) gedeelte(n) uit deze uitgave in bloemlezingen, readers en andere compilatiewerken (artikel 16 Auteurswet 1912) dient men zich tot de uitgever te wenden.

Samensteller(s) en uitgever zijn zich volledig bewust van hun taak een betrouwbare uitgave te verzorgen. Niettemin kunnen zij geen aansprakelijkheid aanvaarden voor drukfouten en andere onjuistheden die eventueel in deze uitgave voorkomen.

ISBN 978 90 313 5196 1
NUR 891

Ontwerp omslag: Mariël Lam, Empel
Ontwerp binnenwerk: Studio Bassa, Culemborg
Automatische opmaak: Alfabase, Alphen aan den Rijn
Cartoons: Tom Rijpert, Neturnia, Utrecht
Foto's zijn gemaakt door: Tom Rijpert, Wouter de Fockert, Arie van Walbeek, Wieger Rozema en Barbara van Abshoven

Dit boek kwam eerder uit onder de titel *Voetstappen in de samenleving* in de reeks Kompas voor AG. Deze nieuwe druk is geheel herzien.

Basiswerk voor AG staat onder redactie van:
H. Elling (AA)
J. van Amerongen (DA)
A. Reiffers (DA)

Bohn Stafleu van Loghum
Het Spoor 2
Postbus 246
3990 GA Houten

www.bsl.nl

Inhoud

	Voorwoord	9
1	**Leren leren**	11
1.1	De kennissamenleving	11
1.2	Hoe leren wij? Leerstijl en leerstrategie	15
1.3	Over leren	19
1.4	Competenties	24
1.5	Plannen, sturen en reflecteren	27
1.6	Het portfolio	30
	Samenvatting	33
2	**Samenleven**	35
2.1	Jij en wij; over individuen en groepen	35
2.2	Cultuur	38
2.3	Vooroordelen en discriminatie	42
	Samenvatting	47
3	**Maatschappelijke veranderingen in Nederland**	49
3.1	De multiculturele samenleving	49
3.2	Migratiemotieven	52
3.3	Culturele integratie	60
3.4	Ontzuiling en emancipatie	63
3.5	Individualisering en secularisatie	64
	Samenvatting	66
4	**Democratie, politieke besluitvorming en partijen**	69
4.1	Staat, rechtsstaat en democratie	69
4.2	Politieke besluitvorming	73
4.3	Politieke stromingen	81
	Samenvatting	87

5	**Mens en werk**	**89**
5.1	Arbeid	89
5.2	Werk zoeken	95
5.3	Het arbeidscontract tussen werkgever en werknemer	98
5.4	Medezeggenschapsraad en ondernemingsraad	101
5.5	Werkloosheid	104
5.6	Vrijwilligerswerk, vrije tijd en privé-leven	106
	Samenvatting	108
6	**Verzorgingsstaat en sociale zekerheid**	**111**
6.1	De verzorgingsstaat	111
6.2	Sociale zekerheid	114
6.3	De sociale wetten	115
6.4	Het loonstrookje	117
6.5	Arbo	119
6.6	Betaalbaarheid	121
6.7	De grijze samenleving	124
	Samenvatting	127
7	**Identiteit en globalisering**	**129**
7.1	Globalisering	129
7.2	Internationale organisaties	131
7.3	Identiteit	134
7.4	Wij-zijdenken	136
7.5	Identificatie met Nederland	138
	Samenvatting	143
8	**Techniek, media en consumentisme**	**145**
8.1	Technologie en techniek	145
8.2	Informatietechnologie en de media	147
8.3	De technologische en elektronische revolutie	149
8.4	Consument	152
8.5	Consumentisme	156
8.6	Consument, educatie en gezondheidszorg	160
	Samenvatting	165
9	**Ethiek**	**167**
9.1	Wat is moraal?	167
9.2	Wat is ethiek?	169
9.3	Ethiek in de gezondheidszorg	172
9.4	Ethische dilemma's in de gezondheidszorg	177

9.5	Ethische reflectie	181
	Samenvatting	183
10	**Levensbeschouwing en zingeving**	**185**
10.1	Zingevingsvragen	185
10.2	Levensbeschouwing	186
10.3	De grote godsdiensten	187
10.4	Andere levensbeschouwingen	193
10.5	De waarheidsvraag	196
	Samenvatting	197
	Register	199

Voorwoord

Voor jullie ligt een nieuw basisboek geschreven vanuit de actuele leren-, loopbaan- en burgerschapscompetenties. De aangeboden onderwerpen, met gerichte praktijkvoorbeelden kunnen gebruikt worden als basis voor opdrachten die zelfstandig uitgevoerd moeten kunnen worden. Er is bewust gekozen voor het presenteren van inhoud en kennis in een logische volgorde. In de huidige overdaad aan informatie via internet en televisie vinden wij het belangrijk om een overzichtelijk basiswerk voor de AG te presenteren. In het hoofdstuk 'Leren leren' zie je dat het belangrijk is om informatie op waarde te leren schatten. Met dit boek als uitgangspunt kan verder gezocht worden naar allerlei interessante onderwerpen om zo de eigen kennis te vergroten.

Wij hopen dat veel studenten gebruik zullen maken van dit systematische boek. Zeker de nieuwe onderwerpen Leren, Consumentisme, Identiteit en Ethiek zijn de moeite waard om kennis van te nemen.

B. van Abshoven
W. van Grootheest
T. Verhoeven

Voorjaar 2008

Bij dit boek zijn ter ondersteuning van het individuele leerproces diagnostische vragen en bijbehorende antwoorden ontwikkeld. Tevens is een docentenhandleiding beschikbaar waarin uitleg wordt gegeven bij de kerntaken en competenties die in dit boek centraal staan. U kunt deze en nog veel meer aanvullende informatie vinden op AG context, het digitale leerplatform voor het onderwijs dat deze serie ondersteunt. Op www.agcontext.nl kunt u zien waaruit deze databank bestaat en hoe u een abonnement kunt afsluiten.

Matrix met kerntaken

Hoofdstukken	Kerntaken
Hoofdstuk 1: Leren leren	Kerntaak 1 en 2
Hoofdstuk 2: Samenleven	Kerntaak 6
Hoofdstuk 3: Maatschappelijke Veranderingen in Nederland	Kerntaak 6
Hoofdstuk 4: Democratie, Politieke Besluitvorming en Partijen	Kerntaak 3
Hoofdstuk 5: Mens en Werk	Kerntaak 2 en 4
Hoofdstuk 6: Verzorgingsstaat en Sociale Zekerheid	Kerntaak 3
Hoofdstuk 7: Identiteit en Globalisering	Kerntaak 6
Hoofdstuk 8: Techniek, Media en Consumentisme	Kerntaak 5 en 7
Hoofdstuk 9: Ethiek	Kerntaak 4 en 7
Hoofdstuk 10: Levensbeschouwing en Zingeving	Kerntaak 6

1 Leren leren

leerdoelen Aan het eind van dit hoofdstuk weet je:
- wat er met 'kennissamenleving' bedoeld wordt;
- wat het verschil is tussen informatie en kennis;
- wat zoekstrategieën zijn en hoe ze gebruikt kunnen worden;
- hoe wij leren;
- technieken toe te passen die je helpen plannen en vooruit te denken;
- welke vaardigheden je nodig hebt om te leren.

Onze samenleving verandert snel. Als toekomstig werknemer zul je je steeds moeten bijscholen omdat je kennis snel veroudert. Dit hoofdstuk wil je leren hoe je die kennis kunt blijven bijhouden. Je leert wat leren is en hoe je verschillende vormen van leren kunt toepassen. We kijken niet alleen naar je leergedrag en je leerstijl, maar ook naar je leerstrategie en naar de omgeving waarin je nu leert. Competentieleren is het centrale begrip. We zullen ook kijken naar leertips. Je kunt veel van de leertechnieken die we behandelen, nu al toepassen, in je huidige leeromgeving. School en scholing zullen in de toekomst belangrijk voor je blijven.

1.1 De kennissamenleving

WAT HEBBEN WIJ MET KENNIS?

We leven in een zogenoemde kennissamenleving: heel veel zaken draaien om kennis. Kennis is iets wat onmisbaar is en maakt dat wij kunnen leven en onze eerste levensbehoeften kunnen vervullen. Zonder kennis van voedsel maak je geen avondeten, zonder kennis van de arbeidsmarkt kun je geen werk krijgen en zonder kennis van je buren worden jullie geen kennissen.

Juist in de informatietechnologische samenleving waarin wij leven, is kennis een belangrijke bron waartoe je toegang moet hebben. Daarom vinden wij in Nederland, maar ook wereldwijd, kennisverwerving via scholing zo belangrijk. Iedereen, waar ook ter wereld, begrijpt dat je over kennis moet beschikken om verder te komen in het leven. Ook de in onze ogen misschien weinig ontwikkelde volkeren beschikken over veel kennis van bijvoorbeeld de natuur. Dat is kennis die zij nodig hebben om in die natuur te overleven. Ze gebruiken de kennis van techniek om dieren te vangen, of om voedsel te verbouwen. Zonder kennis, zo weten die volkeren, gaat de groep dood. Daarom is het belangrijk die kennis ook aan je kinderen door te geven.

Kennis geeft ook macht en invloed: als jij iets weet dat de ander niet weet, en die ander heeft dat nodig, dan kun je geld vragen. Of op een ander moment iets terug willen.

Al heel vroeg was de kennis van het vuur maken belangrijk. En wanneer mensen goed konden vissen, kon men de gevangen vissen doorverkopen. Kennis had dus vaak iets met vaardigheden te maken. Handel in goederen vraagt niet alleen de vaardigheid om vissen te vangen, maar vraagt ook kennis van de markt: wie zouden jouw vissen willen hebben? En wat kan je dan terug vragen? Kun je je vangst niet beter aan een ander dorp verkopen?

KENNIS IS GEEN INFORMATIE

Soms noemt men onze samenleving een Informatiesamenleving. Informatie spreekt veel meer tot onze verbeelding dan kennis. We krijgen constant informatie op ons af en moeten dagelijks kiezen tussen informatiestromen. We weten vaak niet eens meer waar het vandaan komt, wat de bron van de informatie is. Informatie is een breed begrip: het loopt uiteen van computerinformatie in msn-taal tot de informatie die op de verkeersborden staat. Je ziet onderweg ook reclames op borden die steeds hun informatie verversen. Als iemand je opbelt, komt de informatie door de lucht naar je toe. We krijgen elke dag een stortvloed aan informatie over ons heen. Maar hoe kies je uit dat grote informatiebombardement? Welke informatie is betrouwbaar? En welke informatie is handig om te gebruiken?

Kennis is een vorm van informatie die betrouwbaar is en handig om te gebruiken. Je kent de bron en de informatie is door ervaring en door deskundigen goed overgebracht. De grens tussen informatie en kennis verschilt per cultuur. We kunnen zeggen dat de context waarin informatie gebracht wordt, mede bepaalt of die informatie kennis is. Als je op school alleen informatie zou krijgen, zou je niet leren. Kennis staat nooit op zichzelf.

OOK KENNIS VEROUDERT

In onze kennissamenleving verandert kennis snel. Kijk maar naar hoe belangrijk de computer de afgelopen tien jaar is geworden in allerlei situaties en met hoeveel de gemiddelde veertigplusser daarmee omgaat; het kost hen veel moeite om hun vaardigheid op het niveau te brengen en te houden dat nodig is in deze elektronische werkomgeving.
Kennis van instrumenten en apparaten raakt verouderd zodra er weer nieuwe typen van dit instrument of apparaat op de markt komen. Nog nooit in de geschiedenis zijn we van zoveel handleidingen en procedures afhankelijk geweest.
De kenniswerker van de toekomst – een term die vaak voor de nieuwe werknemer van de 21e eeuw gebruikt wordt – moet flexibel kunnen denken en handelen. Hij moet in elke nieuwe situatie nieuw gedrag kunnen vertonen.
Onze kenniseconomie bestaat uit werknemers (en consumenten) die steeds moeten blijven leren. Men spreekt in dit verband over Levenslang Leren of permanente educatie. Na je schoolperiode kun je niet zeggen dat je alles kunt of weet als beginnend beroepsbeoefenaar, als de assistente van de apotheker, huisarts of tandarts. Want niet alleen veroudert jouw kennis snel, ook het beroep zal blijven veranderen. Vergelijk een gemiddelde dokterspraktijk van nu maar eens met eentje van vijftien jaar geleden en je ziet de verschillen.

> 'Je hebt niet meer wijsheid nodig dan die je in de praktijk kunt brengen.' (Egidius)

Figuur 1.1
Levenslang leren.

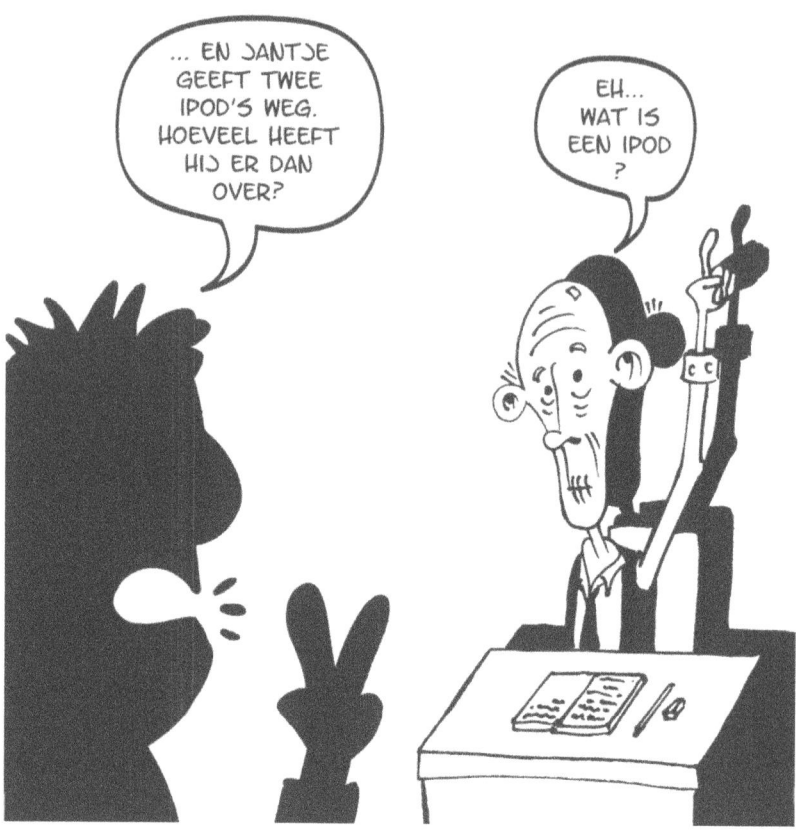

ZOEKEN EN VINDEN

Op internet staat veel informatie. En op bepaalde sites staat ook veel kennis. Mensen die ziek zijn, zoeken soms informatie over hun ziekte en mogelijke behandelingen. Hoorden ze vroeger op een verjaardag over ziektes, nu zoeken ze zelf. Veel mensen vinden lotgenoten op internet die dezelfde kwaal of ziekte hebben.

> Tanja heeft al veel jaren een ernstige ziekte. Zij kan er veel over vertellen en is samen met anderen die het ook hebben, een website begonnen. Zij zijn ervaringsdeskundigen en leven al vele jaren met deze ziekte.
> Henk hoort van zijn huisarts dat hij waarschijnlijk dezelfde ziekte heeft. Is de website daarom betrouwbaar voor Henk, die meer wil weten over zijn ziekte? Staat er op die website kennis over die ziekte? Of staan er alleen maar veel verhalen van zieke

mensen? En als Tanja daar iets schrijft over de ziekte, kent ze dan de wetenschappelijke artikelen uit bijvoorbeeld Groot-Brittannië? Kan ze zonder wetenschappelijke of verpleegkundige achtergrond of opleiding Henk de juiste informatie geven die hij zoekt? Hoe weet Henk dat wat deze groep mensen schrijft ook juist is en ook voor hem geldt?

Leren is in onze informatiesamenleving ook 'kunnen vinden' geworden. Je moet dingen kunnen zoeken en een route bepalen hoe je iets wilt vinden. In het onderwijs is weten en onthouden minder belangrijk geworden dan houding en vaardigheden. Toch zul je kennis nodig hebben om te weten hoe je informatie op waarde kunt schatten. En moet je bronnen, dat zijn boeken, deskundigen, tv-programma's en websites, kunnen beoordelen; je moet argumenten weten waarom ze goed of minder goed zijn. Om problemen en situaties op te kunnen lossen, dien je dus ook te beschikken over kennis. Zonder kennis kom je niet ver. Een zoekstrategie is dus een route die je plant om informatie te vinden. Daarbij zijn belangrijk, kennis en argumenten waardoor je kunt zien of een bron goed is.

1.2 Hoe leren wij? Leerstijl en leerstrategie

leerstijl Een leerstijl is de manier van leren. Kolb, een wetenschapper die onderzoek doet naar menselijk leren, ontdekte dat leren een bepaalde cirkel doorloopt. De meeste mensen maken een proces door van aspecten die elkaar opvolgen en terugkeren. Centraal staat de ervaring – de ervaring dat je iets weet, iets begrijpt of iets kunt. Kolb legt vier ervaringsbegrippen naast elkaar: waarnemen, denken, beslissen en doen. Deze vier begrippen zijn belangrijk in het leerproces. Ze komen als fasen voor in een cirkel. In figuur 1.2 hebben we de vier fasen in beeld gebracht.
Je ervaart dat je iets kunt en datgene wat je hebt geleerd, kunt toepassen of herinneren. Daarna bedenk je hoe dat komt; je observeert je eigen gedrag en kijkt wat maakte dat je iets kon. Dat ga je analyseren en dan ontdek je bijvoorbeeld wetmatigheden of vaste regels. En als laatste beslis je welke verandering werkte en die gebruik je om opnieuw iets beter te kunnen.

Figuur 1.2
Leercirkel van Kolb.

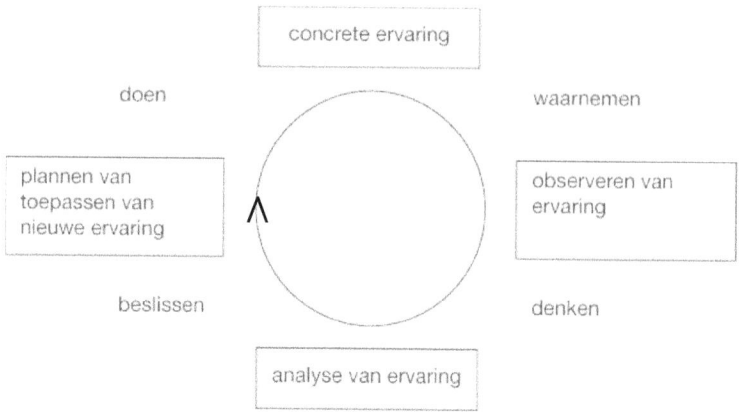

Elke fase is ook een leervaardigheid. Het leert je op een bepaalde manier leren en met de stof omgaan. Iedereen heeft binnen deze vier leervaardigheden een eigen vorm die goed bij hem past. Dat is zijn sterke kant: je hebt een voorkeur voor een bepaalde leerstijl. Je herkent vast wel in onderstaande opsomming jouw voorkeur voor een bepaalde leerstijl:

- De ervaringsgerichte student (*feeler*, de doener): Deze student moet om iets goed te weten of te kunnen, ervaren dat het werkt. Hij probeert graag uit en zo ontdekt hij of het bij hem past. Hij wil leren door ervaring en is in voor nieuwe ervaringen.
- De waarnemende student (*watcher*, de bezinner): deze student kijkt eerst de kat uit de boom en probeert eerst overzicht te krijgen. Hij luistert graag voordat hij actie onderneemt en kan goed reflecteren. Hij heeft ook wat meer tijd nodig om dingen goed te leren.
- De analyserende student (*thinker*, de denker): om iets te gaan doen, wil deze student eerst goed nadenken en het liefst krijgt hij eerst de theorie. Hij wil graag iets begrijpen en werkt graag met begrippen. Hij kan goed verbanden leggen, maar heeft wel een duidelijke structuur nodig.
- De toepassende student (*doer*, de beslisser): deze student wil graag de dingen toepassen in concrete situaties. Hij leert door te experimenteren en zelf te ontdekken wat werkt.

Sommige leerstijlen lopen in elkaar over en niet elke student past in een van deze vier vakjes. Vaak is er sprake van een combinatie van leerstijlen, maar accenten zijn in elk leergedrag wel aan te wijzen. Als je met een leerstijl in de vier fasen werkt, leer je niet meteen vanaf fase 1. Iemand met een analyserende leerstijl zal in fase 3 willen beginnen en dan doorgaan naar de ervaring: hij zal wat hij doet, willen toetsen en ervaren of het zo goed is. Daarna zal hij ook gaan reflecteren.

De vier fasen in de leercirkel van Kolb zijn niet voor iedereen gelijk; niet iedereen begint bovenaan en niet iedereen is even lang bezig in een bepaalde fase. Maar goed leren verloopt wel volgens deze cirkel. Als je een fase overslaat, heeft je leergedrag minder effect en leer je dus minder (goed).

Test je leerstijl

Op internet kun je veel testen vinden waarmee je kunt ontdekken welke vorm van leren bij jou past. Kies in overleg met je studiebegeleider een bepaalde test uit en maak deze op internet. Lees vooraf goed de toelichting. Voer de test na een half jaar nog eens uit: dan kun je zien of je leerstijl verandert. Heen en weer bewegen over de besproken leercirkel van Kolb is voor je leergedrag en leerstijl een goede zaak. Zo blijf je nieuwe strategieën ontdekken.

Jezelf testen, laat zien dat je bereid bent om te leren; te leren van een test die iets over jou zegt.

LEERSTRATEGIE

Hoe kun je het beste leren? Welke route moet je lopen om tot het beste resultaat te komen? Wat moet je doen om goed te leren? Wat is de beste strategie?

Het woord strategie houdt in dat je een bepaalde keuze moet maken om je doel te bereiken. Je kunt kiezen uit een aantal mogelijkheden. Een strategie kies je niet voor een dag of twee, maar voor de lange termijn.

Strategie

Het woord strategie komt uit het leger. Generaals bepalen welke strategie ze willen inzetten om de vijand te verslaan. Je kent ook vast wel het bordspel Stratego; met dat spel wil je winnen door op een bepaalde manier de stukken (generaal, kapitein, mineur) neer te zetten en de ander strategisch te verslaan. In de sport heb je bij elke wedstrijd een strategie nodig. Met een strategie kun je in het onderwijs, bij je leeractiviteiten, ook veel winnen. Winnen over langere tijd, maar ook winnen op onderdelen. Die onderdelen noemen we ook wel leertaken.

Leerstrategie
Leerstrategieën zijn (combinaties van) mentale activiteiten of handelingen die door de lerende op het leermateriaal uitgevoerd worden tijdens het proces van het opnemen, het verwerken en het opslaan van nieuwe informatie om een bepaald doel te bereiken. Soorten informatie die in leerstof voorkomen en waarop deze mentale activiteiten of handelingen zijn gericht, zijn feiten, begrippen, formules, redeneringen, theorieën, enzovoort. Het toepassen van een leerstrategie leidt tot een leerresultaat (kennis, inzicht, vaardigheid).
(internetbron: http://www.kuleuven.be/algdid)

Een strategie maakt gebruik van leertaken. Er zijn leerstrategieën voor eenvoudige en voor complexe leertaken. We geven ze hier, met erachter de uitleg. Je herkent ze vast wel in je eigen studiegewoonten en studiegedrag.

Leerstrategieën *voor eenvoudige leertaken:*
1 memoriseren; het herhaaldelijk doornemen of overschrijven van het leermateriaal.
2 groeperen; afzonderlijke informatie-elementen samenvoegen in zinvolle overkoepelende categorieën.
3 elaboreren; dit is het verwerken van informatie en het verbinden aan relevante voorkennis, bijvoorbeeld met de beginletters van het woord dat je wilt onthouden een nieuw woord maken of een grapje, versje of beeld verzinnen waarin dat wat je moet onthouden is opgenomen; een ezelsbruggetje maken.

Leerstrategieën *voor meer complexere leertaken:*
1 selecteren; onderscheid maken tussen belangrijke en minder belangrijke zinnen en alinea's, door zaken te markeren of te onderstrepen.

2 relateren; de nieuwe informatie in verband brengen met wat je al weet; voorkennis als 'kapstok' gebruiken om nieuwe zaken aan op te hangen.
3 structureren; door samenvattingen en schema's de globale structuur in het leermateriaal ontdekken.
4 kritisch verwerken; de nieuwe informatie met eigen ideeën confronteren; een persoonlijke stelling innemen.
5 concretiseren; voorbeelden of vormen die hetzelfde zeggen of beschrijven zoeken, die helpen om het geleerde beter te begrijpen.
6 toepassen; toepassingen verzinnen van wat je geleerd hebt, om het nog beter te begrijpen of te onthouden.

Er zijn ook strategieën voor het oplossen van een probleem: via welke route en met welke middelen en in welke tijd kun je het probleem zo goed mogelijk oplossen?

We maken in ons leven meer strategieën dan leerstrategieën. En niet elke strategie is de juiste. Mensen proberen de beste strategie te kiezen. Als situaties veranderen, kunnen de gekozen strategieën ook veranderen. Een strategie is de door jou gekozen route om een doel of oplossing te bereiken.

1.3 Over leren

Hoe leren wij? Wat kun je doen om iets goed te leren? Kan iedereen alles leren wat hem interesseert?

Er is veel onderzoek gedaan naar hoe mensen leren. Het is moeilijk om hier iets algemeens over te zeggen, juist omdat leren van persoon tot persoon verschilt. Toch kun je wel leren hoe je goed kunt leren en wat effectief is als het om leren gaat. Sommige manieren werken voor jou minder goed dan anderen. We bespreken een aantal voorwaarden die het mogelijk maken dat je leren kunt.

Al heel lang weten mensen dat als je iets wilt *leren*, je dit moet gaan *doen*. Als je vuur wilt leren maken, moet je mee kijken en het zelf gaan uitproberen. Kennis alleen levert niets op, je moet het kunnen toepassen in een bepaalde situatie.

Wat ook belangrijk is wanneer je iets wilt leren, is dat je het herhaalt. Als je woorden vaker herhaalt, kun je ze onthouden en weet je ze later nog. Repeteren, letterlijk herhalen, heeft vooral op de

Figuur 1.3
Wat wil je studeren?

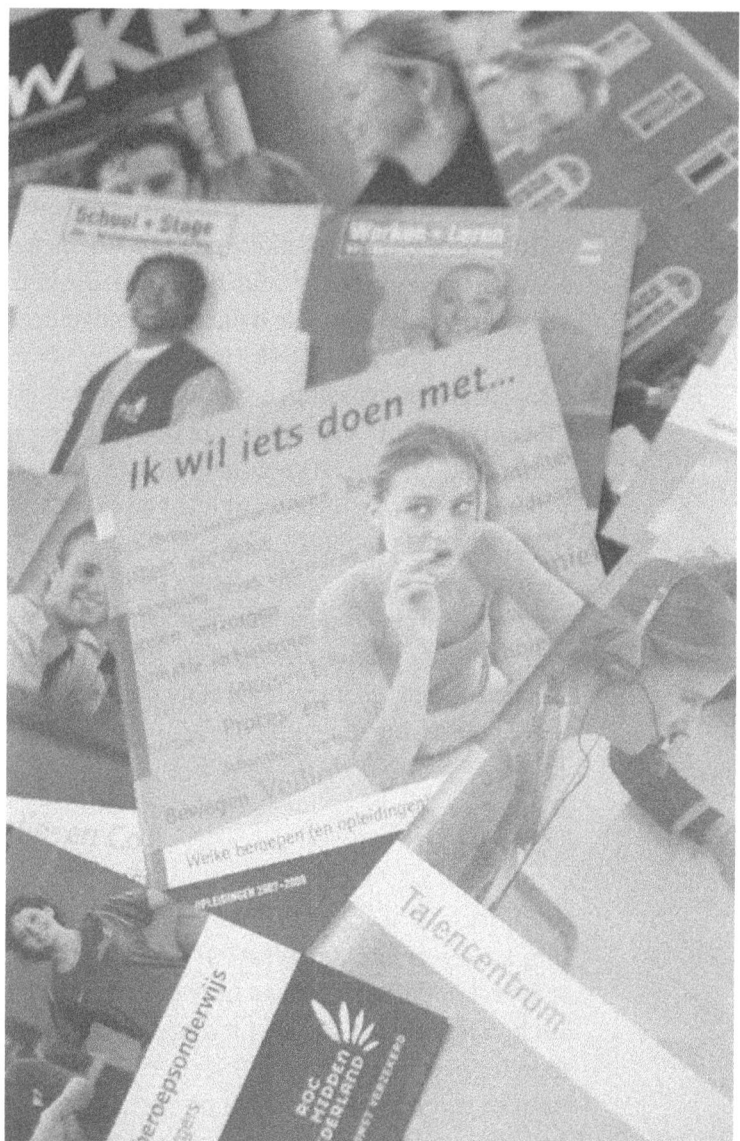

korte termijn succes. Herhalen werkt het best in combinatie met andere technieken (zoals een moeilijk woord uitleggen, of een woord in een verband zetten).
Leren gaat soms spontaan en natuurlijk. Maar soms heb je een boek nodig, een school of een leraar. Leren heeft niet één vaste vorm.

Overlevering

Kennis blijft bestaan als het doorgegeven wordt. Kennis die niet doorgegeven wordt, wordt door mensen vergeten, en die kennis verdwijnt op den duur. Om iets door te geven, moet je het opschrijven of uit je herinnering vertellen.
Lange tijd hebben mensen kennis onthouden en het zo doorgegeven. We noemen dat mondelinge overlevering. Verhalen zijn voor veel culturen nog steeds heel belangrijk. Met de komst van het schrift veranderde dat: toen konden mensen zaken vergeten en weer opzoeken, en konden ze iets lezen van iemand die ze nooit gezien of gesproken hadden.
Bibliotheken waren de eerste kennisdragers van onze samenleving. Kennis – openbaar of geheim – was niet langer gebonden aan personen, aan wijze, oude of ervaren mensen, maar 'overal' verkrijgbaar. Althans, voor wie lezen kon. Kijk maar eens naar de film *In de Naam van de Roos*, gebaseerd op het boek van Umberto Eco.

Om te leren, is het belangrijk dat je begrijpt waarom je het leert. Zo maar een rijtje Chinese woorden in je hoofd stampen, is niet zinvol; en het leert ook niet gemakkelijk. Van belang zijn motivatie (waarom wil je het leren) en bewust zijn van het doel (waartoe wil je het leren). Iets leren wat leuk én nuttig is, dat is niet moeilijk!

De context maakt ook verschil. Als je iets wilt leren, is het belangrijk in welk kader het staat. Zo maar iets lezen over een onderwerp en dat leren door te onthouden, heeft geen zin. De tekst moet enige context geven rondom de te leren woordjes, het hoofdstuk met die woordjes moet ingeleid worden en er moeten voorbeelden genoemd worden waarin de woordjes gebruikt worden. Anders hebben die moeilijke woorden niets te zeggen en dan zijn ze moeilijk te leren.

Leren is betekenis geven: je geeft waarde aan dingen door ze aandacht te geven. Zaken zijn niet altijd eenvoudig en door concentratie kun je zaken beter begrijpen. Dan krijgen ze betekenis voor jou. Leren is de wereld en jezelf beter begrijpen. En aandacht geven kost tijd, vraagt ruimte en kan niet zonder inspanning.

MOTIVATIE

Belangrijk bij het leren is niet alleen het verstand, je hersenen die zorgen dat je kunt begrijpen of kunt herinneren, je motivatie is ook belangrijk. De wil om te leren is volgens velen het belangrijkste instrument om iets te leren. Als je niet gemotiveerd bent, kun je wel door beloning en straf iets leren, maar je vergeet het ook weer snel. Als je gemotiveerd bent, wil je de kennis niet alleen onthouden of begrijpen, maar ook toepassen en gebruiken. Dan kom je terecht bij ervaringen en die zijn ook belangrijk voor het leren. Als je intern gemotiveerd bent, wil je vanuit jezelf leren. Als je extern gemotiveerd bent, dan leer je omdat het moet: van school (toetsen), van je ouders, van je omgeving dus. Interne motivatie werkt het best. Is het voor je studie of voor je beroep? Is het voor de toets van maandag of reikt deze kennis verder en kun je met deze kennis veel meer?

Je leert ook door beloning en straf. Toetsen bepalen of en hoe je het leert, maar respect – een vorm van beloning – krijg je ook door je inzet, door je samenwerking en door goede prestaties. Er zijn veel beloningsvormen die maken dat je kunt leren.
Leren gaat niet alleen over kennis of om woordjes leren, maar ook om handelingen. We noemen dat nabootsing of imitatie. Door iets na te doen van een gevorderde assistente kun je de handeling leren. Veel kun je leren door met de informatie te experimenteren: dan kijk je of je het bijvoorbeeld kunt toepassen, of dan kijk je of het werkt. Als je iets doet, ontdek je of je het kunt. Als je eerst iets gemakkelijks doet en dat lukt, kun je daarna ook iets wat moeilijker is proberen te doen. Dat herken je vast wel toen je leerde hoogspringen!

Nieuwe manieren van leren

Iets leren betekende vroeger dat je zaken uit het hoofd moest kennen. Wanneer je dingen uit het hoofd wist te herinneren, dan had je veel geleerd. De nadruk lag vroeger vaker op herinneren dan op ervaren of begrijpen. Daarna wilde men juist dat we leren door te begrijpen, en door over verbanden en levensechte situaties te praten. Met de opkomst van internet werd zoeken belangrijk en gaven scholen via puzzels les (*webquests*).

Tegenwoordig wil men weer meer kennis van feiten. Elke krant heeft wel een jaarlijkse kennisquiz en de overheid heeft een geschiedeniscanon laten maken: een lijst met gebeurtenissen uit onze geschiedenis die elke middelbare scholier zou moeten kennen als hij van school gaat.
Zo zie je maar: elke tijd heeft zijn eigen wijze van leren en heeft een eigen visie op wat een goede manier is om te leren.

Leren is jezelf verbeteren om een goede beroepsuitoefenaar te worden. Daarom is leren tijdens je stage zo belangrijk. Maar leren is ook zoeken en vinden. Je ontdekt veel als je leert. We leren dagelijks dingen. Toch is leren niet gemakkelijk en komt zeker het leren voor een toets niemand aanwaaien. Daarom enkele praktische tips voor als je moet leren voor een toets.

TIEN PRAKTISCHE LEERTIPS

1 Stel niet uit wat je vandaag kunt doen. Uitstel is een belangrijke reden om iets niet te kunnen of te leren. En uitstel leidt tot achterstand, wat niet bevorderlijk is voor je motivatie om te leren. Kortom: een neerwaartse spiraal.
2 Het is beter om driemaal één uur te leren, dan om drie uur achter elkaar te leren. Ontspanning en afwisseling bepalen de concentratie die nodig is om te kunnen leren. Het is ook beter om kleine stukjes te leren dan grote brokken.
3 Maak samenvattingen en aantekeningen, en gebruik die ook bij het leren. Soms lees je iets en denk je uit gemakzucht dat je het wel weet, maar achteraf weet je het niet meer en moet je het alsnog opzoeken of opschrijven.
4 Leer samen: het is leuker, het is beter, het kost minder tijd. Ten minste, als je niet te veel praat over andere zaken, als je let op elkaars vragen en studievaardigheden en als je niet te veel thee drinkt. De opbrengst van samen studeren of samen werken aan een verslag is aantoonbaar hoger dan van mensen die alleen werken.
5 Word niet afgeleid door zaken die je niet in de hand hebt. Studeer daarom op je kamer of op school, werk in een ruimte die alleen voor studie bedoeld is, laat je niet afleiden door een afwas, de telefoon/sms, de tv of je vriend.

6 Plannen en verwennen. Als je iets opschrijft in je agenda, een planning maakt en er vervolgens niets mee doet, dan is dat zinloos. Maak een planning of een lijstje van wat je moet doen, en beloon jezelf wanneer je je eraan houdt. Voor 99% van de studenten werkt deze methode.
7 Test jezelf regelmatig: overhoor je kennis of laat je overhoren. Zoek ook andere manieren om iets uit te proberen; leg iets uit aan een vriendin: dan weet je of je het begrijpt. Maak van leren een zoektocht.
8 Vraag jezelf regelmatig af waarom je iets leert. Dan moet je nadenken over je motivatie en die is belangrijk wanneer je wilt leren. Wacht niet totdat iets leuk wordt om te leren: leren is concentreren!
9 Gebruik plaatjes en tekeningen met pijlen en strepen (woordspinnen of mindmappen) en visualiseer je kennis.
10 Bedenk zelf de tiende leertip.

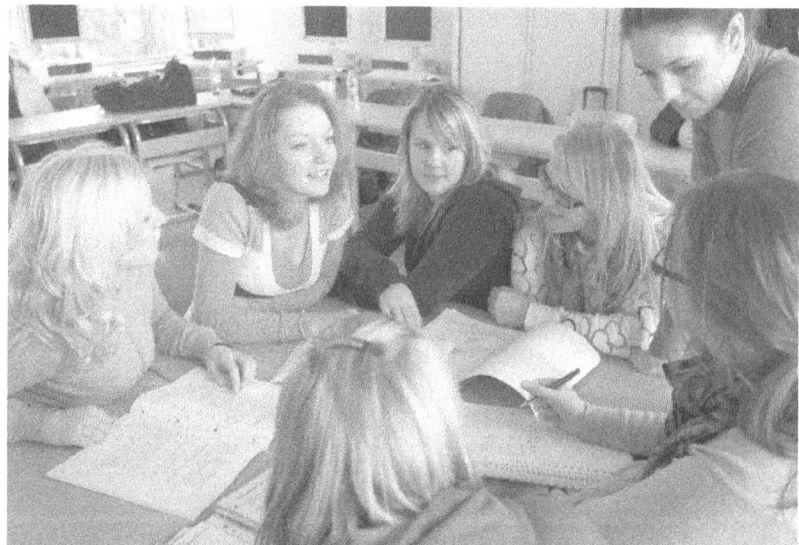

Figuur 1.4
Leren doe je ook door samen te werken.

1.4 Competenties

In het hbo spreekt men al enige jaren over competenties, en ook het mbo is nu overgegaan op competentiegericht leren. Wat zijn competenties eigenlijk en wat moet je daarvan weten?

Een competentie is bijna hetzelfde als een vaardigheid. Zo heb je bijvoorbeeld de competentie Fietsen. Dan beschik je over de vaardigheid om je evenwicht te bewaren, om te sturen tijdens het rijden en om tegelijkertijd te trappen en om je heen te kijken. Als je competent bent om te fietsen, kun je fietsen. Toch noemen we dit geen competentie.

In het onderwijs gebruiken we het woord competentie breder: een competentie is niet alleen een vaardigheid, het is meer dan dat. Als je een competentie hebt, ben je competent, vaardig, maar je hebt ook kennis van iets. Om het voorbeeld van een fietser te gebruiken: als je gaat fietsen, kom je verkeersregels tegen en als je die kent, ben je competent als deelnemer aan het verkeer. Voor je vaardigheid om te fietsen alleen, heb je eigenlijk geen kennis nodig. En het derde element van competentie – de attitude (houding of gedrag) – ook niet.

Wat is een competentie?

Een competentie bestaat uit een vaardigheid (iets kunnen), kennis (iets weten) en een attitude (een houding). Als verkeersdeelnemer kun je fietsen, maar ken je ook de verkeersregels? En heb je de attitude om je te houden aan die afgesproken regels?

Om verkeersdeelnemer te worden met een auto, een redelijk gevaarlijk vervoersmiddel, is de competentie niet vanzelf in je bezit. Natuurlijk kunnen veel mensen zonder een les autorijden, en hebben ze de vaardigheid en de kennis om auto te rijden. Maar de Nederlandse overheid wil ook dat je veilig rijdt, dat je bijvoorbeeld gordels draagt. Het autorijbewijs is dus een competentietoets, het examineert je houding, gedrag en kennis dat nodig is om automobilist te worden.

Wie een competentie heeft beschikt over de juiste vaardigheden met de juiste kennis en bijhorende houding om effectief op te kunnen treden in bepaalde situaties. Competenties geven aan dat je in staat bent om een probleem op te lossen. Je hebt dus de kennis, de vaardigheid en de motivatie (dat is een deel van de houding) om iets te kunnen doen. Je kunt in die bepaalde situatie beroepsmatig handelen, je bent kundig om iets te doen.

> Aïsha bekijkt haar competentieprofiel. Dat is een opsomming van competenties die ze aan het eind van haar opleiding moet beheersen voordat zij aan het beroepsprofiel van apothekersassistent kan voldoen. Zo moet ze achter de balie klanten kunnen helpen, moet ze agressieve klanten kunnen geruststellen en moet ze voorlichting kunnen geven. Als ze zo dit profiel bekijkt en een opsomming maakt van de verschillende competenties, ziet ze ook wat ze al gedaan heeft. Sommige competenties heeft ze voor de helft afgerond, aan andere moet ze nog veel doen. Competenties zijn natuurlijk ook nooit af, want je bent altijd in ontwikkeling. Aïsha weet ook dat je een competentie tot een bepaald niveau moet halen en dat deze competentie volgend jaar op een ander, uitgebreider niveau terug komt.

INDELINGEN

Er bestaan veel manieren om competenties in de delen. Je kunt bijvoorbeeld de algemene competenties onderscheiden van de beroepscompetenties:
- De algemene competenties van een mbo'er zijn: de Nederlandse taal beheersen en kunnen schrijven, maatschappelijk kunnen functioneren, klantgericht zijn.
- De beroepscompetenties geven een aantal competenties aan die je moet kunnen beheersen om het beroep uit te oefenen. Een tandartsassistente moet materialen kunnen onderscheiden, een doktersassistente moet bloeddruk kunnen meten en een apothekersassistente moet hoeveelheden kunnen wegen. De beroepsgerichte competenties worden landelijk door een commissie vastgesteld en gelden voor al die beroepsopleidingen.

Je kunt ook andere competenties onderscheiden. Zo zijn er leercompetenties en burgerschapscompetenties:
- Het hoofdstuk dat je nu aan het lezen bent, wil een bijdrage leveren aan de kennis en vaardigheid uit de leercompetentie. Het helpt bij het verbeteren van je leercompetentie door meer ervaring op te doen en beter zicht te krijgen op je eigen wijze van leren. Kunnen reflecteren op je eigen leerproces is een typische leercompetentie.

– Burgerschapscompetenties komen in de andere hoofdstukken terug. Kunnen omgaan met verschillende culturen in Nederland, is bijvoorbeeld een typische burgerschapscompetentie.

Competenties zijn dus breder dan een vaardigheid, een kunstje of een handeling. Als je een competentie beheerst, kun je iets, maar weet je ook iets en heb je bovendien de juiste attitude die bij beheersing van deze competentie hoort.

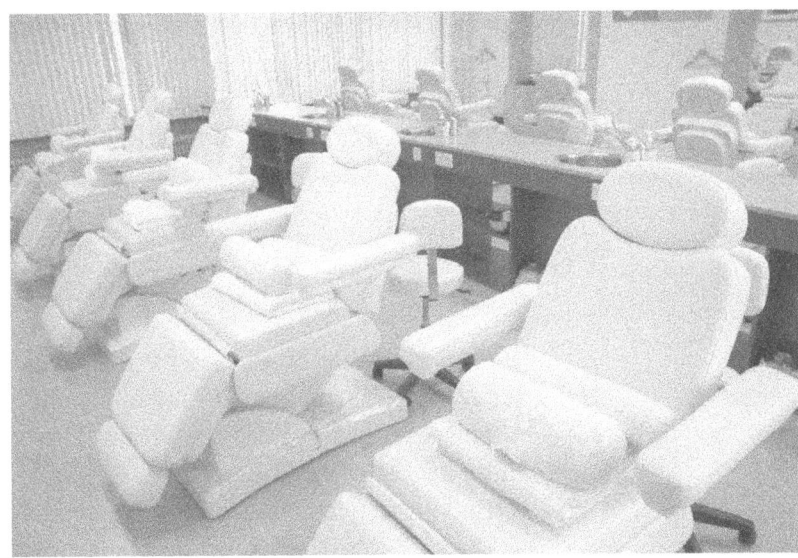

Figuur 1.5
Competenties brengen theorie en praktijk bij elkaar.

1.5 Plannen, sturen en reflecteren

De begrippen plannen, sturen en reflecteren zijn belangrijk voor de werknemer van morgen. Daarom word je op school geleerd hoe om te gaan met alle informatie en kennis. Op de basisschool leren kinderen al dat je iets nooit 'zomaar' moet doen; je moet eerst een plan maken.

Studiehandleidingen zijn geschreven om je studie te begeleiden. Niemand kan studeren zonder te weten wanneer hij een toets moet gaan maken. Niemand kan bij een les aanwezig zijn wanneer hij niet weer waar de klas is en hoe laat de les begint. Daarom heb je planningsinstrumenten nodig: een rooster, een agenda, een studiehandleiding. Die instrumenten gebruik je om de vele zaken in je opleiding te ordenen en om daarbij zelf je studieroute samen te stellen. Studeren als het kiezen uit een menu.

Wanneer studenten leren en hun studie plannen, is er sprake van sturing. Je stuurt je eigen leerproces en je geeft richting aan je eigen ontwikkeling. Als eerstejaars mbo'er geeft de docent nog veel sturing, maar als derdejaars moet je meer zelfsturing geven. Dan ben je zelf verantwoordelijk voor hoe je opleiding verloopt, bijvoorbeeld in een stage.

Plannen kun je leren. Je kunt bijvoorbeeld een logboek bijhouden waarin je opschrijft wat je wanneer hebt geleerd, en hoeveel tijd je eraan hebt besteed. Je kunt ook naast het toetsrooster een schema maken waarin staat wanneer je wat wilt gaan leren. Als je wilt (leren) plannen, moet je zelf duidelijk weten waarom je het wilt doen. Een planning maken zonder je eraan te houden, omdat je bijvoorbeeld denkt dat het wel goed komt, werkt natuurlijk niet.

VUT
- **V**ooruitkijken: oriënteren op leerdoelen en beoordelingscriteria, eindtoets, plannen, een plan van aanpak.
- **U**itvoeren: uitvoeren van de leertaak. Heb je hulp nodig; klopt het plan nog? Bijsturing.
- **T**erugkijken: heb ik het op de juiste manier gedaan? Heb ik de doelen bereikt? Ga ik het de volgende keer ook zo doen?

PDCA
Een andere handige indeling die je kunt gebruiken in je werk en studie is de PDCA-cirkel:
Plan – **D**o – **C**heck – **A**ct.

REFLECTEREN

De laatste tien jaren is het reflecteren op het werk en in het onderwijs toegenomen. Wat is reflecteren, waarom is het goed en hoe kun je met reflecteren je leren verbeteren? Deze vragen proberen we hier te beantwoorden.

Reflecteren is terugkijken. Je kijkt terug op wat je gedaan hebt met de bedoeling deze handeling de volgende keer op dezelfde wijze te doen, of nog beter.

Reflecteren is meer dan alleen terugkijken. Als je reflecteert, wil je daar ook iets mee doen. We reflecteren daarom systematisch, volgens een bepaald systeem, volgens bepaalde regels.

Reflecteren is ook nadenken: je bedenkt wat er beter kan. Reflectie heeft daarom altijd iets van evalueren, van bezinnen wat je aan het doen bent, van het er met elkaar over spreken. Je houdt jezelf en anderen een spiegel voor. Denk maar aan de reflector op je fiets: die kaatst het licht van de auto in het donker terug, die reflecteert waar je op dat moment bent.

Definitie

Reflectie is bewust nadenken over ervaringen, waarbij we – in de complexe samenhang tussen werkprobleem, situatie en relatie – onszelf leren kennen in hoe we de problemen aanpakken.

Je kunt reflecteren ook in beeld brengen:

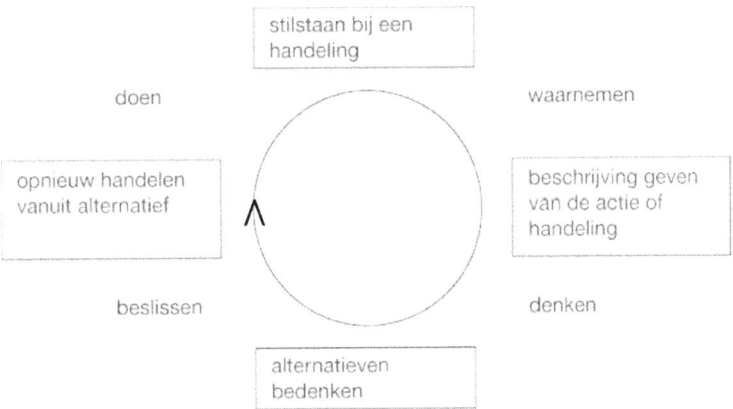

Figuur 1.6
De reflectieve cirkel van Kolb.

Belangrijke zaken bij het reflecteren in een groep zijn:
– Je moet vanuit en over jezelf praten, en dus niet blijven steken in 'zij vonden' of 'dit en dat gebeurde er'. Dat is te algemeen: reflectie vraagt om een concreet en persoonlijk verhaal, het vraagt om concrete punten.

- Er moet een veilige sfeer zijn. Wanneer mensen elkaar niet kennen of vertrouwen, wordt reflecteren moeilijk.
- De rollen moeten verdeeld worden: iemand leidt het gesprek, een ander maakt de notulen. De gespreksleider houdt de tijd in de gaten, of iedereen aan het woord komt en vertelt ook wat er gaat gebeuren (de procedure).
- Reflecteren kan heel langdradig worden: daarom moet je een tijd afspreken en iedereen vragen wat ze willen bespreken.
- Reflecteren kan ook de diepte ingaan – een fijn gesprek over gevoelens – maar dat is niet de bedoeling van reflectie in het onderwijs. Wanneer je reflecteert, ga je bijvoorbeeld samen in op de taken die uitgevoerd moesten worden en benoem je concrete problemen en de dingen die goed gaan.

Reflectie of evaluatie?

Reflecteren is iets anders dan evalueren. In beide activiteiten kijk je terug op wat je hebt gedaan met het doel je gedrag te verbeteren. Evalueren wil vooral kijken naar wat goed ging en wat niet zo goed ging, je kijkt vooral naar het eindresultaat. Wanneer je reflecteert, stel je de vraag naar het eindproduct nog even uit: je wilt vooral inzicht krijgen in hoe het proces ging en hoe je dat kunt verbeteren. In reflectie laat je ook meer van jezelf zien dan bij een evaluatie. Als je reflecteert, alleen of met een groep, komen ook gevoelens in beeld. Een evaluatie is afstandelijker en kijkt naar de buitenkant.
Bij een evaluatie kijk je vooral naar het plan dat je maakte en kijk je naar de doelen die je wilt bereiken met dat plan. Bij een reflectie komt dat pas later aan bod; je bent nog niet aan het beoordelen, maar je wilt ruimte geven om je eigen handelen te verbeteren. Dan moet je conclusies nog even uitstellen.

1.6 Het portfolio

Zelfreflectie is een bijzondere vorm van reflectie; je kijkt naar jezelf, dat zegt het woord al. Als instrument voor zelfreflectie gebruikt men in het onderwijs steeds vaker het portfolio en veel opleidingen vragen erom. Wat is een portfolio en wat kun je er in je studie mee doen?

Het portfolio komt oorspronkelijk uit de kunstwereld. Kunstenaars hebben grote mappen met daarin hun werk zodat ze kunnen laten zien wat ze gemaakt hebben. Ook bedrijven die bijvoorbeeld websites bouwen, kunnen een portfolio samenstellen. Dan tonen ze hun beste producten aan mogelijke opdrachtgevers om zo een beeld te geven wat je van hen kunt verwachten. Als ze bijvoorbeeld de website van Star Wars hebben ontworpen, dan stoppen ze afbeeldingen daarvan in hun portfolio.

Figuur 1.7
Hoe moeilijk is het om jezelf te bewijzen?

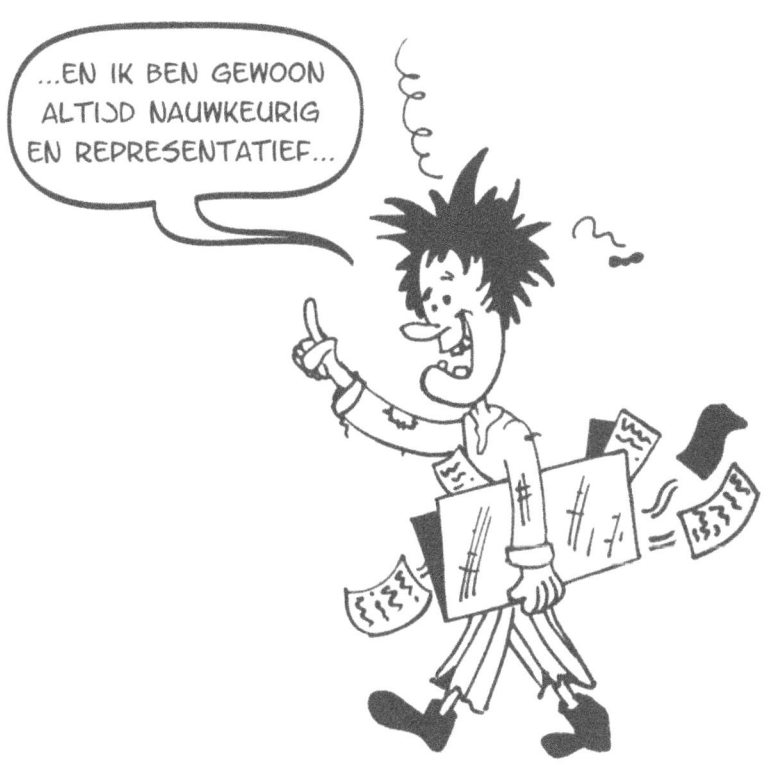

Een portfolio heeft altijd de vorm van een bewaarmap, op papier of digitaal. Het portfolio wordt heel verschillend gebruikt door de mbo-scholen. We noemen hier enkele kenmerken: een portfolio geeft beschrijvingen, bevat vormen van reflectie, wil bewijzen en laat de eigen ontwikkeling zien.

EEN PORTFOLIO BESCHRIJFT

Een deel van het portfolio wil zaken laten zien, het wil dingen tonen. Het portfolio toont producten; je hebt bijvoorbeeld een plaatje met de computer bewerkt. Het toont beschrijvingen; je kunt bijvoorbeeld beschrijven wie je bent en waarom je voor deze studie gekozen hebt. Ook kun je in het portfolio je leerdoelen opnemen: wat wil je gedurende een bepaalde periode leren? En om aan te tonen dat je de taal goed beheerst, kun je een geschreven verslag opnemen.

EEN PORTFOLIO REFLECTEERT

Naast het tonen van producten en geven van beschrijvingen, wil een portfolio ook een reflectie geven. Je kunt bijvoorbeeld in het portfolio reflecteren op wat je in een opdracht geleerd hebt. Dan geef je eerst een beschrijving van de opdracht en wat er gebeurde, en reflecteer je daarna op wat je toen geleerd hebt. Ook kun je een reflectie geven op een gesprek dat je met je studiegenoten had. En je kunt op je leerdoelen reflecteren. Dit laatste is tegelijkertijd een vorm van evalueren: je kijkt dan zakelijk naar wat je hebt bereikt en wat er nog verbeterd kan worden.

EEN PORTFOLIO BEWIJST

Het portfolio wil ook iets aantonen, bewijzen. Je kunt bijvoorbeeld iets uitvoeren – een handeling in de apotheek – en dan geef je daar een beschrijving van. Je toont dan aan dat je deze competentie beheerst. Je kunt reflecteren op jezelf: wat ging er goed en wat ging er minder goed toen je deze competenties wilde aantonen? Je kunt aantonen dat je de vaardigheid beheerst om zelfreflectie te organiseren, om op een bepaalde manier naar jezelf te kijken.

EEN PORTFOLIO ONTWIKKELT

In het onderwijs is het portfolio belangrijk omdat je ermee kunt laten zien dat je je ontwikkelt. Het portfolio is een zelfstandig product dat je zelfstandig moet samenstellen. Het is ook een persoonlijk document waarin je veel van jezelf laat zien. Je toont in je portfolio aan wat je eerst wist en kon doen, en wat je na bijvoorbeeld enkele maanden later kunt en weet. Juist in het competentieonderwijs is het portfolio een belangrijk instrument om je eigen voortgang bij te houden en te tonen dat je steeds meer leert. Je kunt met dit bewijs, dat je competenties beheerst, en met de proeve van bekwaamheid een diploma halen. Daarvoor leer je immers.

Samenvatting

Leren komt je niet aanwaaien. Informatie moet tot kennis worden en wat daarvoor van belang is, wat betekenis heeft, dat leer je op school. Docenten zijn immers deskundigen op een bepaald gebied. Binnen het onderwijs worden competenties gebruikt die omschrijven wat je moet weten en kunnen. Veel vormen van leren vinden ook buiten de school plaats. Om te leren, moet je gemotiveerd zijn. Leren vraagt ook een zekere discipline en vooral aandacht. Als je sturing aanbrengt in je leerproces kun je betere resultaten halen. Zonder planning drijf je maar wat op de grote informatiestromen mee. Kennis moet je in de praktijk brengen en je opleiding wil dat stimuleren. Dit hoofdstuk geeft verschillende leertips en probeert uit te leggen wat leren is. In het onderwijs van vandaag kun je niet meer zonder reflectie op je eigen leerproces en je eigen leerstijl. Met het portfolio kun je reflecteren op je competenties en ontwikkeldoelen, en maak je zichtbaar welke competenties je beheerst. Leren leren is een persoonlijke competentie die elke assistent moet beheersen.

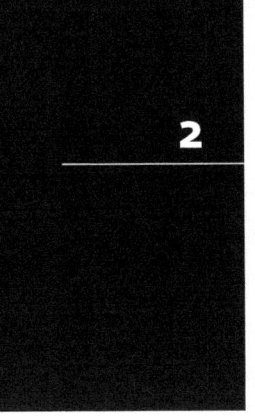

2 Samenleven

leerdoelen Aan het eind van dit hoofdstuk weet je:
- waarom groepen mensen op een bepaalde manier met elkaar omgaan;
- waar je eigen normen en waarden vandaan komen;
- verband te leggen tussen socialisatie en sociale controle;
- wat de begrippen 'rol' en 'eigen rol' inhouden;
- hoe vooroordelen en discriminatie ontstaan.

Expeditie vindt 'onbedorven' samenleving
(Van een van onze verslaggevers)
Naar pas nu bekend geworden is, heeft een expeditie op Nieuw-Guinea contact gemaakt met een samenleving die nog nooit in contact is geweest met andere bewoners van dit enorme eiland. Ondanks de, in de ogen van de expeditieleden, primitieve manier van leven, viel de democratische manier van beslissingen nemen onmiddellijk op.

2.1 Jij en wij; over individuen en groepen

OVERLEVEN

Nog net voor het einde van het vorige millennium, in oktober 1999, is de zesmiljardste wereldbewoner geboren. Zes miljard is een zes met negen nullen. In de eerste tien jaar van de eenentwintigste eeuw gaan we naar zeven miljard bewoners. Als we het over de wereldbevolking hebben, kunnen we niet meer spreken van een overzichtelijke groep. Maar het is toch een groep. De mens is een door en door sociaal wezen. Uitzonderingen daargelaten, hebben mensen elkaar nodig voor bescherming, voeding, scholing, vriendschap, liefde, gezelschap, waardering, huisvesting enzovoort.

Je kunt je voorstellen dat onze verre voorouders in een ijstijd om te kunnen overleven, gedwongen waren tot samenleven en tot taakverdeling. De groep (veelal met een grootte van enkele tientallen) was belangrijk als samenbindend element. Het werd ook duidelijk dat een groep niet zonder de talenten van de verschillende individuen kon. Een groep of stam is succesvol als zij de individuele kwaliteiten van de mensen benut. Een mandenvlechter moet je bijvoorbeeld niet op tijgers laten jagen.

Niet iedereen is hetzelfde. Het is wel opmerkelijk dat mensen die jarenlang binnen eenzelfde groep hebben geleefd, een aantal zaken gemeenschappelijk hebben. We hebben het dan niet over een verzameling tweelingen, maar over mensen die ieder voor zich uniek zijn en die toch hetzelfde reageren op bepaalde signalen en codes.

Groet

In West-Europa begrijpen de meeste mensen dat als iemand bij een ontmoeting een hand uitsteekt, deze hand, bij wijze van begroeting, geschud kan worden. Dat is in India niet zo vanzelfsprekend. Daar kent men een ander begroetingsritueel: men vouwt de handen voor de borst en knikt met het hoofd.

CULTUURKENMERKEN

Die signalen en codes zijn uitingen van zogenoemde cultuurkenmerken. Dat zijn alle normen, waarden, gewoonten, regels, symbolen, kennis en vaardigheden die mensen in een bepaalde groep of gemeenschap gemeenschappelijk hebben. Cultuurkenmerken zijn gekoppeld aan een bepaalde cultuur en zijn aangeleerd. Zo zijn er bijvoorbeeld regels rond het eten, zoals handen wassen, het gebed, de tv uit, het hele gezin rond de tafel. Dit cultuurbepaald gedrag onderscheidt zich daarmee van het natuurlijke of instinctmatige gedrag dat ieder mens bij zijn geboorte meekrijgt, bijvoorbeeld slikken, hoesten of het huilen van een baby als hij honger heeft.

Cultuur is aangeleerd groepsgedrag en de weerslag of de resultaten daarvan. De resultaten van groepsgedrag kun je soms waarnemen (zien), bijvoorbeeld een aantal mooie gebouwen, ontworpen in een speciale stijl. Je kunt het zien en aanraken, het is de materiële wereld. Een deel van de resultaten van het groepsgedrag zijn niet beet te pakken; zij vormen de *immateriële* cultuur; de ideeën, gedachten, normen en waarden, gevoelens, besef van goed en kwaad, mooi en lelijk.

Normen en waarden

Het is niet toevallig dat normen en waarden in het rijtje van cultuurkenmerken staan. Normen en waarden worden ook wel de dragers van een cultuur genoemd. Normen zijn regels die we met zijn allen hebben vastgesteld om enige orde en duidelijkheid te scheppen in het leven van alledag. Je kunt ze ook leefregels noemen. Deze regels komen in verschillende vormen voor: als verboden en geboden. Je mag bijvoorbeeld niet door een rood stoplicht rijden en je moet je aan de huisregels van de school houden. Er wordt onderscheid gemaakt tussen formele en informele normen:

- Het is voor iedere verkeersdeelnemer van groot belang dat hij weet wat de regels zijn die in het verkeer in acht genomen moeten worden. De risico's zijn anders te groot. Deze leefregels zijn zelfs zo belangrijk dat ze zijn opgeschreven in wetten en voorschriften. We noemen dit *formele normen*. Andere voorbeelden van formele samenlevingsregels staan in het Wetboek van Strafrecht, waar onder meer beschreven staat wat de straf is voor het beroven van een bank of het beledigen van een ambtenaar in functie.
- Een *informele norm* is niet een regel die ergens opgeschreven staat, maar meer een gevoel dat in je zit, zodat je weet hoe je moet reageren of handelen in bepaalde situaties. Je weet dat je een oudere die je niet kent, met 'u' moet aanspreken. Dat is de regel in Nederland.

'Dat doe je niet!'

Ook zware criminelen hebben zo hun eigen ongeschreven regels. Toen ze hoorden van de mishandeling van een vrouw van 73 jaar oud, om een portemonnee met een tientje erin, hebben ze zelf een beloning uitgeloofd voor het opsporen van de daders. Volgens hen doe je zoiets niet, ook niet als misdadiger.

Normen komen niet zomaar uit de lucht vallen. Ze zijn gebaseerd op zaken die jij en anderen van waarde of waardevol vinden in het leven.

Een waarde is belangrijker dan een norm en is een doel in het leven dat waard is om na te streven. Met andere woorden, normen worden afgeleid van waarden.

Een waarde is meestal een woord of een begrip zoals trouw, eerlijkheid en geduld. Om een voorbeeld te geven: bij de waarde 'eerlijkheid' hoort de norm: je mag niet liegen. Bij de waarde 'trouw' hoort de norm: je hoort je maatje niet in de steek te laten.

2.2 Cultuur

DE VERANDERLIJKE CULTUUR

Cultuur is niet iets onbeweeglijks, het verandert voortdurend. Topless zonnen bijvoorbeeld, stond veertig jaar geleden nog niet eens in het woordenboek. Normen en waarden als dragers van cultuur, veranderen in de tijd. Welke jongvolwassene zegt nu nog u tegen zijn ouders?

Normen en waarden verschillen ook per plaats. Dat zie je vooral bij belangrijke momenten in het leven van de mens, zoals de geboorte, het huwelijk en de dood. In Zweden gaat men in het wit naar een begrafenis. In Nederland overheerst de donkere kleding.

Normen en waarden verschillen ook per groep. Zo hebben diverse jeugdculturen in Nederland andere opvattingen over wat een begroeting is dan de dames en heren uit de top van het bedrijfsleven. Handen schudden en vragen: 'Hoe maakt u het?' zie je skaters, alto's of rappers niet zo snel doen.

SUBCULTUUR EN TEGENCULTUUR

Een jeugdcultuur is een voorbeeld van een subcultuur, een soort 'ondercultuur'. Niet dat zo'n subcultuur minder of slechter is dan de 'hoofdcultuur'; zij wijkt alleen in een aantal opzichten af van de dominante hoofdcultuur. Zij is dus niet per definitie strijdig met de dominante cultuur. Dat ligt anders bij de tegencultuur.

Figuur 2.1
Trouwen in het wit.

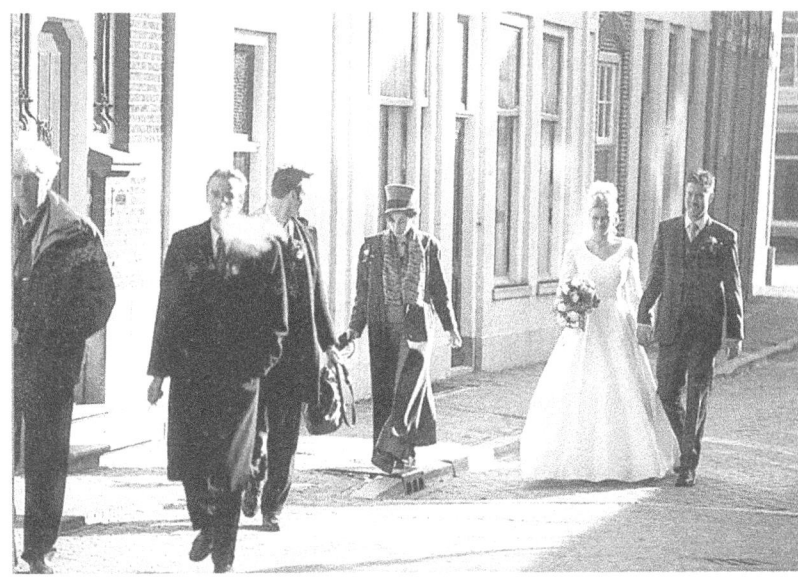

Krakers: subcultuur of tegencultuur?

Krakers storen zich bij een situatie van hoge woningnood en jarenlange leegstand van goede huizen niet aan het eigendomsrecht van de cultuur die de macht heeft, de hoofdcultuur. Aan de andere kant zullen ze zich wel beroepen op het rechtssysteem van diezelfde cultuur als ze door een knokploeg uit de gekraakte woning worden gezet. Ze dienen dan bij de politie een aanklacht in wegens mishandeling.
Op het moment dat krakers gebruikmaken van het rechtssysteem van de dominante cultuur, kun je ze beschouwen als een subcultuur. Op het moment dat ze, ondanks allerlei bedreigingen, besluiten dit niet te doen, zijn ze te zien als tegencultuur.

Subculturen kunnen zich op verschillende manieren onderscheiden van de dominante cultuur of van andere subculturen. Zo kan er een verschil zijn in talen, dialecten (Fries, Limburgs), geschiedenis, afkomst, streek (gebied) en zelfs in beleving ('bij die groep hoor ik zeker niet').

Samenvattend kunnen we stellen dat er in een samenleving een dominante cultuur bestaat met daarnaast allerlei subculturen. Het vieren van Sinterklaas en het spreken van de Nederlandse taal zijn uitingen van die dominante Nederlandse cultuur. Het draaien van rapmuziek op straat door een groep jongeren is een voorbeeld van een specifieke uiting van een jongerencultuur.

CULTUUROVERDRACHT

Als je deel uitmaakt of gaat uitmaken van een bepaalde groep mensen, weet je als 'nieuweling' niet direct hoe je je moet gedragen in de voor jou nieuwe situatie. Dat komt omdat er binnen elke groep andere codes en ongeschreven regels gelden. Dat geldt voor je nieuwe werkkring, je nieuwe sportclub, je nieuwe school en noem maar op. Van jongs af aan word je door de opvoeding van je ouders en de mensen in de nabije omgeving, als het ware 'ingevoerd' in de cultuur waarbinnen je geboren bent. Dat noemen we ook wel socialisatie. Het eerste idee over wat 'goed' of 'fout' is in het leven, leer je van je ouders. Je snoept niet vlak voor het eten, je noemt de buurman geen eikel. Die socialisatie begint al als je een baby bent en nog in de wieg ligt. De cultuur van het gezin en de familie is de eerste cultuur die je overgedragen krijgt. We noemen dat primaire socialisatie.

In de discussie over zinloos geweld wordt regelmatig het ontbreken van normen en waarden genoemd. Wellicht heeft de toenemende individualisering gezorgd voor een afname van het collectieve (gezamenlijke) geweten dat in eerste instantie binnen de gezinnen en andere samenlevingsvormen opgebouwd zou moeten worden. Naarmate je ouder wordt, krijg je steeds vaker te maken met de cultuur van de buitenwereld. Zo ga je naar school, lees je kranten, neem je kennis van de (massa)media, bezoek je wellicht een kerk of moskee. Vervolgens vind je een baan en maak je ook kennis met de regels (wetten) die de overheid heeft opgesteld. De invloed die jij van al deze 'socialiserende instituties' ondervindt, noemen we secundaire (tweede) socialisatie.

Socialisatie gaat niet helemaal vanzelf. Er bestaan bepaalde processen die ervoor zorgen dat mensen juist wel of juist niet de codes van de groep hanteren en zich eraan houden. Dat wordt voor een groot deel bepaald door de sociale controle die binnen een groep wordt uitgeoefend. Sociale controle is de controle door leden van

Figuur 2.2

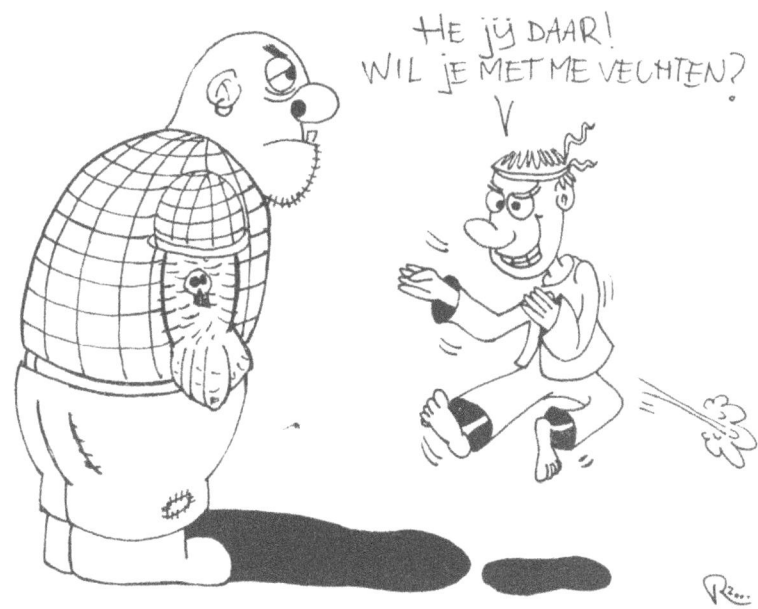

een groep (dat kan op elk niveau zijn, van een buurt tot een familie, tot een sportclub) van geschreven en ongeschreven regels.
Die controle kan op verschillende manieren uitgeoefend worden. Mensen kunnen op hun gedrag worden aangesproken, ze kunnen gestraft worden of beloond voor gedrag dat als 'goed' gezien wordt. Socialisatie en sociale controle liggen voor een deel in elkaars verlengde.

Is sociale controle in alle gevallen positief? Het antwoord daarop is 'nee, niet in alle gevallen'. Op het moment dat het opletten dat er geen vreemde dingen gebeuren (die de geschreven of ongeschreven regels schenden) overgaat in bemoeizucht, kan dit als heel knellend ervaren worden. Als iemand in de buurt alles wat er in de straat gebeurt in de gaten houdt en er wat van zegt als opgeschoten jongeren een ruit van een auto ingooien, dan is het prima om zulke 'ogen op straat' te hebben. Als diezelfde persoon je komt vertellen dat jouw kinderen naar zijn idee met de 'verkeerde' mensen omgaan, is het al een stuk minder wenselijk.

Figuur 2.3
Invloed van buitenaf.

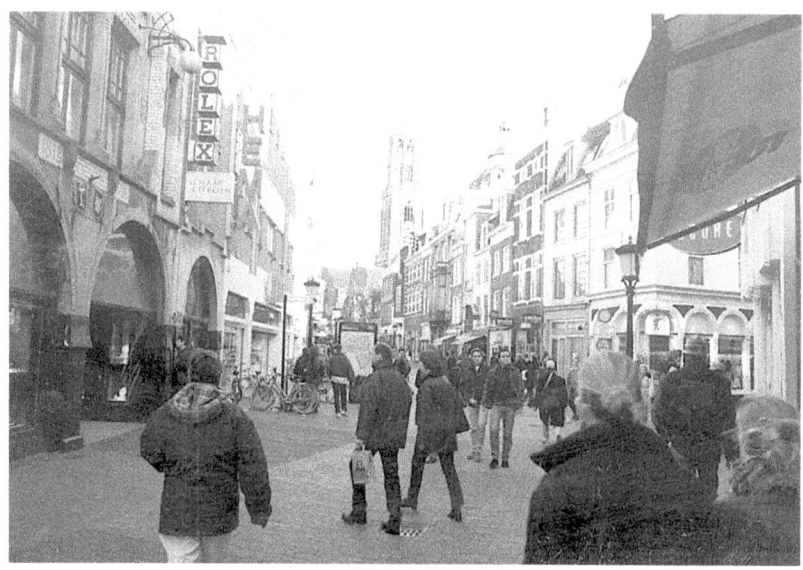

Rollen en rolgedrag

rolgedrag   In het dagelijks leven kun je in zeer verschillende situaties terechtkomen en heb je te maken met rechten, plichten en eisen die aan ieder individu gesteld worden. We zeggen ook wel dat elk mens verschillende rollen te vervullen heeft.
Een apothekersassistente in opleiding heeft te maken met haar rol als leerling, klasgenoot, stagiaire en straks medewerker. Ondertussen ben je ook nog vriendin, gezinslid en wellicht lid van een vereniging, kerk of club. In feite ben je steeds bezig te beantwoorden aan het beeld dat anderen van jou in die situatie hebben. De mensen verwachten van een assistent in de gezondheidszorg een ander soort gedrag dan bijvoorbeeld van een caissière in de supermarkt. In zo'n situatie is je rol anders.

Rolconflict
Jolanda zit in het tweede jaar van de opleiding voor apothekersassistente. Zij moet op een avond nog hard werken voor de eerste toets 'dispenseren' van dat jaar. Ze weet dat het niet makkelijk gaat worden. Haar vriendin belt op om samen naar

> discotheek 'Recept' te gaan. Ze weet te vertellen dat Hatim, die 'coole' jongen van vorige week, er ook zal zijn.
> Jolanda zit in een rolconflict met zichzelf. Haar rol als leerling komt in botsing met haar rol als vriendin en discobezoekster.

Er bestaan verschillen in rolpatronen. Het is nog steeds zo dat van vrouwen eerder tranen verwacht worden dan van mannen. Het voordeel van rolpatronen is dat je ongeveer weet hoe je je in een bepaalde situatie tegenover anderen moet gedragen en dat anderen hetzelfde ten opzichte van jou doen. Hierdoor ontstaat enige ordening in de samenleving. Het nadeel van rolpatronen is dat je soms opgescheept wordt met een rol, een vorm van gedrag, waar je het absoluut niet mee eens bent of die niet bij je past. Vrouwenemancipatie heeft ervoor gezorgd dat de (oorspronkelijke) specifieke man-vrouw rolpatronen enigszins zijn vervaagd. Hoewel tegenwoordig steeds meer vrouwen leidinggevende functies vervullen, is in sommige beroepen de verdeling tussen mannen en vrouwen nog steeds onevenwichtig. De top van de zakenwereld wordt nog gedomineerd door mannen en in de politiek is maar eenderde van de Tweede-Kamerleden vrouw.

Een bekend voorbeeld van rolwisseling is de moderne huisman, die het huishoudelijk werk thuis doet en voor de kinderen zorgt. Jarenlang is het huishouden en de zorg voor kleine kinderen toevertrouwd geweest aan vrouwen. De ervaring leert dat er maar weinig specifieke mannen- of vrouwenberoepen zijn en dat de verschillen over het algemeen cultureel bepaald zijn.

2.3 Vooroordelen en discriminatie

'Oordelen voor' of vooroordelen heb je over iets of iemand, zonder dat je kennis van zaken hebt. Wanneer je voor het eerst in een nieuwe schoolklas komt, heb je al heel snel je vooroordelen klaar. Je vindt de één een trut, de ander een macho, en die griet denkt echt dat ze leuk is! Vaak zien we dat deze vooroordelen niet kloppen wanneer we de ander hebben leren kennen. Wanneer we geen moeite doen om de ander te leren kennen, kan zo'n vooroordeel blijven bestaan.

Figuur 2.4
Het is niet wat het lijkt.

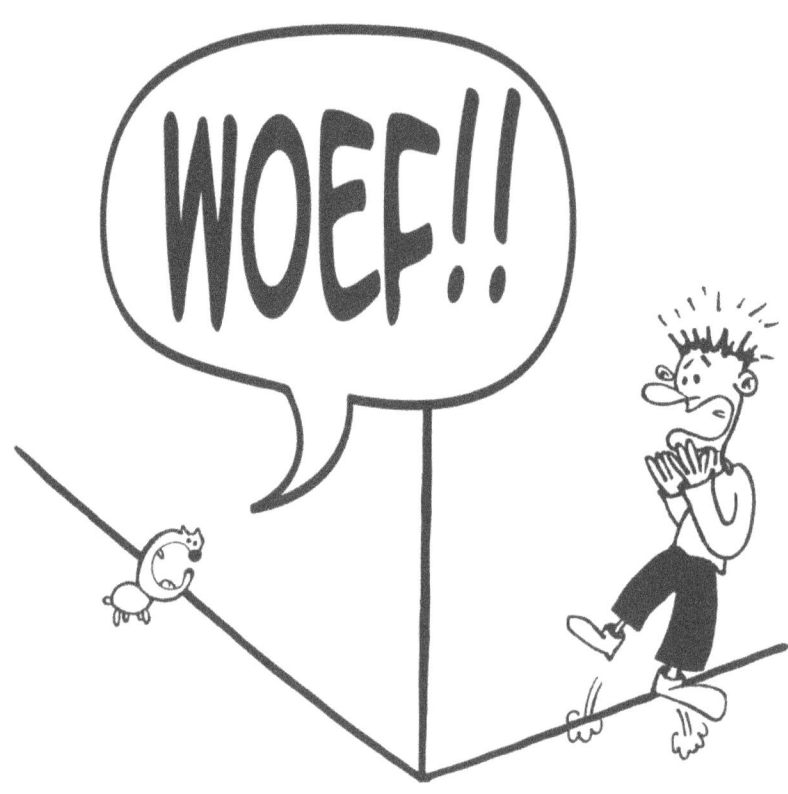

Bij een vooroordeel gaat het om een te voorbarig oordeel. Als je dat niet hardop zegt en je doet er verder niets mee, dan heeft de ander daar meestal geen last van.

Vaak blijft het niet bij vooroordelen, maar wordt er ook anders omgegaan met die persoon. Als de hele klas een vooroordeel tegen één leerling heeft en hem slecht gaat behandelen, dan hebben we het over discriminatie. Discriminatie is iemand ongelijk en nadelig behandelen op basis van kenmerken die niet ter zake doen. Je maakt natuurlijk altijd onderscheid tussen mensen, dat is op zich niet erg. Je hebt bijvoorbeeld mannen en vrouwen, maar wanneer vrouwen met dezelfde kwaliteiten steeds niet aangenomen worden in hogere functies en mannen wel, dan is dat discriminatie. Discriminatie heeft te maken met uitsluiting. Een lerares kan de cijfers aan de klas doorgeven, maar wanneer ze de mensen met slechte cijfers minderwaardig behandelt, dan is dat discriminatie.

Het is niet wat het lijkt

Na het monteren van een verborgen camera bleek uiteindelijk een zestigjarige vrouw verantwoordelijk te zijn voor de winkeldiefstallen in de wijksuper. Al die scholieren waren dus blijkbaar voor niets gecontroleerd, ja zelfs de toegang geweigerd.

Om welk vooroordeel gaat het hier? En is er sprake van discriminatie?

Er bestaan meldpunten voor discriminatie. Als je gediscrimineerd wordt, kun je daar een klacht indienen. De medewerkers van een meldpunt helpen een oplossing te vinden door middel van een gesprek. Eventueel wordt de politie of de rechter ingeschakeld.
De overheid heeft op het gebied van de bestrijding van discriminatie een belangrijke taak. Negeren van deze problematiek helpt niet, dan wordt het alleen maar erger.

Uitsluiting vindt vaak plaats wanneer mensen anders zijn. In Nederland wonen meer Duitsers dan Turken of Marokkanen, maar dit valt niet op. Het aantal Turken en Marokkanen valt wel op – dat heeft te maken met een andere huidskleur, andere kleding en een andere cultuur. Wanneer een jonge Marokkaan, met hele goede stagebeoordelingen, al tien keer gesolliciteerd heeft maar steeds wordt afgewezen en er worden geen duidelijke redenen gegeven, dan kan er sprake zijn van discriminatie. Wanneer mensen anders behandeld worden vanwege hun ras, dan heet dat racisme.

Het zondebokmechanisme is al zo oud als de mensheid. Wanneer mensen zichzelf niet goed voelen, dan geven ze de schuld aan een ander. Dat begint al heel jong. Wanneer een moeder haar kind berispt voor iets, dan zegt het kind soms direct dat zijn broer of zus het gedaan heeft. Als op school de leraar zegt dat Sonja te laat is, dan zegt Sonja direct dat haar moeder haar te laat heeft geroepen of dat de trein vertraging had.
Als iemand geen werk heeft, hoor je wel eens zeggen: 'Dat komt door de buitenlanders, die pikken al onze banen in.' Het zondebokmechanisme komt voort uit een gevoel van schaarste. Mensen ervaren een tekort aan bijvoorbeeld geld of werk, of goede huisves-

ting. Onmacht om vanuit je zelf je eigen slechte situatie te verbeteren, speelt een rol bij het aanwijzen van zondebokken.
Er zijn ook mensen die zelf in de slachtofferrol gaan zitten. Ze voelen zich altijd achtergesteld of gediscrimineerd en kunnen geen kritiek op hun eigen functioneren verdragen.

Etnocentrisme betekent dat je de eigen etnische groep uniek vindt en dat je de eigen groep beter vindt dan andere etnische groepen. De normen en waarden van je eigen groep vind je goed en andere etnische groepen beoordeel je van daaruit. Dat is een beperkt standpunt. Je kunt beter onderzoeken vanuit welke normen en waarden andere etnische groepen leven.

Generaliseren betekent de eigenschappen die bij één of enkele personen uit een groep waargenomen worden, toekennen aan alle personen van die groep.

> **Generaliseren**
> Als doktersassistent kun je snel ook gaan generaliseren. Als een Marokkaan vaak bij de dokter komt en eigenlijk 'niets' mankeert, dan kun je gaan denken dat alle Marokkanen zich aanstellen. Als dan een andere Marokkaan belt over een ziek kind, zou het kunnen gebeuren dat je die klacht niet goed inschat.

Stereotyperen is het toekennen van *vermeende* groepseigenschappen op individuele leden van een groep. Het werkt dus in vergelijking met generaliseren net andersom: van groep naar individu in plaats van één persoonlijke eigenschap van toepassing verklaren op de groep.

Tolerantie is verdraagzaamheid naar andersdenkenden. Je kunt met elkaar van mening verschillen, maar je geeft elkaar toch de ruimte. Tolerantie kan echter ook doorslaan naar onverschilligheid: 'Iedereen mag denken en geloven wat hij wil als ze mij maar niet lastig vallen.' Bij echte tolerantie heb je interesse voor elkaar, ook voor elkaars verschillen.

Samenvatting

Elke samenleving bezit zijn eigen cultuurkenmerken, waarden en normen die voortdurend veranderen als gevolg van contacten met andere samenlevingen en interne gebeurtenissen. Sociale controle en socialisatie (cultuuroverdracht) bepalen voor een groot deel het gezicht van een cultuur. Rolverdeling tussen mannen en vrouwen bijvoorbeeld. Mensen die afwijken van de 'hoofdcultuur' zijn 'anderen'.

Door het ontstaan van schaarste (gebrek aan werk en woonruimte bijvoorbeeld) ligt het gevaar van vooroordelen en discriminatie tegenover 'anderen' steeds op de loer.

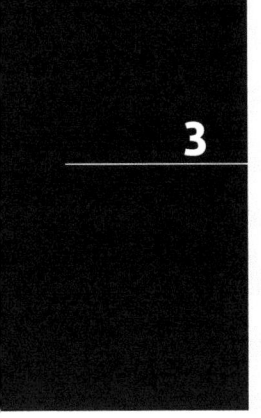

3 Maatschappelijke veranderingen in Nederland

leerdoelen Aan het eind van dit hoofdstuk weet je:
- hoe de multiculturele samenleving in Nederland is ontstaan;
- waar cultuurverschillen vandaan komen;
- hoe de visie op de multiculturele samenleving aan het veranderen is;
- wat de termen individualisering, secularisatie, ontzuiling en emancipatie inhouden.

Van homogeen naar divers:
Nederland is van oudsher een 'open' land geweest. Enerzijds door zijn geschiedenis, anderzijds door zijn omvang. Het meeste geld werd en wordt verdiend met de (doorvoer)handel. Nederland kent een geschiedenis van tolerantie als het gaat om het onderdak bieden aan mensen van buiten de Nederlandse grenzen (Portugese joden, Hugenoten, Belgen enz.). De laatste vijftig jaar van de vorige eeuw werd gekenmerkt door een grote instroom van mensen uit de koloniale gebiedsdelen, de uitstroom van emigranten, de toestroom van gastarbeiders, asielzoekers en vluchtelingen en de gezinsvorming en hereniging van ex-gastarbeiders. Dat heeft gevolgen voor de samenstelling van de bevolking.

3.1 De multiculturele samenleving

Tineke is tandartsassistente. Ze werkt in Utrecht, in de wijk Lombok, een wijk waar veel mensen met een niet-Nederlandse culturele achtergrond wonen. Er wonen mensen die uit Marokko, Turkije en Suriname komen en oudere Nederlanders die al hun hele leven in Lombok wonen. Er wonen studenten

> en asielzoekers en tegenwoordig trekken er steeds meer jonge carrièremakers naartoe. Alles bij elkaar is het een heel gemengde gemeenschap.
> Het is een gezellige wijk met een winkelstraat waar Nederlandse, Turkse, Surinaamse en Marokkaanse winkels te vinden zijn. Tineke hoopt er binnenkort zelf een huis te krijgen. De huizen zijn er niet zo duur en ze kent er al veel mensen. Tineke vraagt zich af waarom al die verschillende mensen naar Nederland zijn gekomen.

Een multiculturele samenleving is een samenleving die bestaat uit verschillende groepen met een eigen cultuur. De Nederlandse cultuur is bij ons de hoofdcultuur. Daarnaast zijn er verschillende culturele minderheden. Een culturele minderheid is een groep die getalsmatig kleiner is en een andere culturele achtergrond heeft dan de rest van de bevolking.

Autochtonen zijn mensen die van oorsprong Nederlander zijn. Zij hebben een Nederlandse cultuur met de Nederlandse taal en overeenkomstige gebruiken. Binnen die Nederlandse cultuur zie je al veel verschillen; als je bent opgegroeid in Limburg of in Groningen, dan is dat al een heel verschil. Iemand die verhuist van Limburg naar Groningen kan die verhuizing als een emigratie voelen.

Allochtonen zijn van oorsprong niet-Nederlands. Het kunnen Turken, Marokkanen, Belgen, Duitsers, Amerikanen en mensen uit alle andere landen zijn. Men denkt vaak dat alle allochtonen moslims zijn, maar in Nederland zijn 800.000 allochtonen christenen. Onder de allochtonen, zijn ook hindoes en boeddhisten. Of mensen zonder geloof.

Tabel 3.1 Aantal allochtonen in Nederland op 1 januari 2007 (Centraal Bureau voor de Statistiek).	
Aantal allochtonen uit niet-westerse landen	1.738.452
Aantal allochtonen uit westerse landen	1.431.954
Totaal aantal allochtonen in Nederland	3.170.406
Totaal aantal autochtonen in Nederland	13.187.586
Totaal aantal bewoners in Nederland	16.357.992

Figuur 3.1
In Nederland wonen mensen met verschillende culturen.

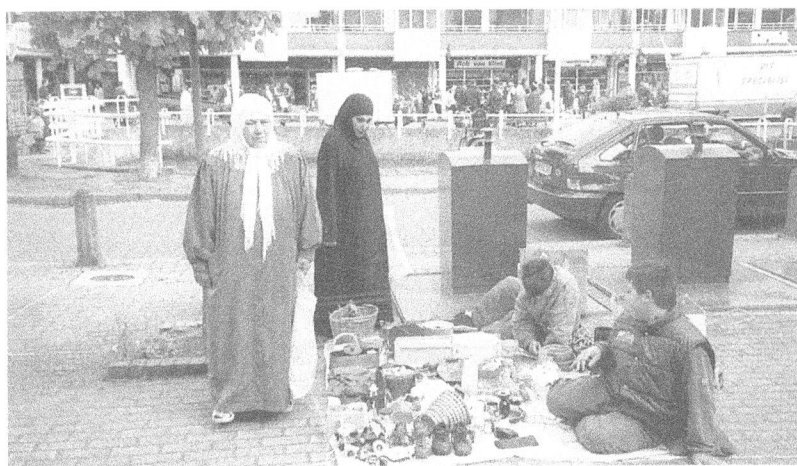

> Definitie:
> 'Een allochtoon is een persoon van wie ten minste één ouder in het buitenland is geboren.'
> Een autochtoon is een persoon waarvan beide ouders in Nederland zijn geboren, ongeacht het geboorteland van de persoon zelf.' (CBS)

Tot de niet-westerse landen worden gerekend: Turkije, alle landen in Afrika, Latijns-Amerika en Azië (met uitzondering van Japan en Indonesië); de westerse landen bestaan uit de overige landen in Europa, Noord-Amerika, Oceanië, Japan en Indonesië.

Het is geen nieuw verschijnsel dat mensen rondtrekken. In alle tijden zijn er mensen geweest die om allerlei redenen wegtrokken uit hun land en op zoek gingen naar een ander leven. In de vorige eeuw zijn veel Nederlanders vertrokken naar Canada, Nieuw-Zeeland en Australië. Ze hoopten daar een betere toekomst te kunnen opbouwen. Zo trekken er ook steeds mensen naar Nederland, in de hoop op een betere toekomst. Onze samenleving is opgebouwd uit verschillende groepen die in ons land zijn terechtgekomen.

Multiculti
In een krantenartikel in Trouw stond op 22 augustus 2007 dat Amsterdam tegenwoordig de stad met de meeste nationaliteiten ter wereld is. Het zijn er 177.

Aantal allochtonen in Nederland uit een bepaald land met een groter aantal dan 20.000:		
Indonesië	:	389.940
Duitsland	:	381.186
Turkije	:	368.600
Suriname	:	333.504
Marokko	:	329.493
Nederlandse Antillen en Aruba	:	129.965
België	:	112.224
Voormalig Joegoslavië	:	76.485
Verenigd Koninkrijk	:	75.686
Polen	:	51.339
Voormalige Sovjet-Unie	:	47.450
China	:	45.298
Irak	:	43.891
Afghanistan	:	37.230
Italië	:	36.495
Frankrijk	:	33.845
Verenigde Staten van Amerika	:	31.154
Spanje	:	31.066
Iran	:	28.969
Kaapverdië	:	20.181

3.2 Migratiemotieven

Welke motieven hadden verschillende groepen mensen om naar Nederland te komen?

Indische Nederlanders

Na de Tweede Wereldoorlog emigreerden ongeveer 300.000 Indische Nederlanders van Indonesië naar Nederland. Ze verlieten Indonesië om politieke redenen. Indonesië was eerst een kolonie van Nederland. Toen Indonesië na de onafhankelijkheidsstrijd zelfstandig werd, ontstond er een anti-Nederlandse stemming. De opname van de Indische Nederlanders in onze samenleving gaf weinig directe problemen. In die tijd vertrokken juist veel Nederlanders naar Australië en Amerika. De Indische Nederlanders behoorden al tot de Nederlandse cultuur en ze spraken de Nederlandse taal heel goed. De Indische Nederlanders waren goed opgeleid en kregen vrij snel een baan. De meeste Indische Nederlanders zijn christen.

Molukkers

De Molukkers wilden een eigen staat. Na de onafhankelijkheid van Indonesië kwamen veel Molukse gezinnen naar Nederland in afwachting van zelfbestuur op de Molukken. Ze gingen uit Indonesië weg omdat ze Nederland hadden geholpen bij de strijd tegen de onafhankelijkheidsstrijders. De Molukkers riepen in 1950 de Republiek van de Zuid-Molukken uit. In verband met hun steun aan Nederland, hadden ze van Nederland meer hulp verwacht bij hun streven naar een onafhankelijke Molukse staat. Toen die hulp van Nederland uitbleef, kwamen sommige radicale jongeren in opstand. Er zijn in de jaren zeventig van de vorige eeuw een paar gewelddadige acties geweest zoals treinkapingen en bezettingen.

De Indische Nederlanders wilden zich snel aanpassen, de Molukkers wilden alleen voor een korte periode hier blijven en dan weer teruggaan. Dat is niet gelukt. De meeste Molukkers zijn moslim of christen.

Gastarbeiders

Vanaf 1950 was er in ons land een tekort aan arbeidskrachten. Veel Nederlanders emigreerden naar Canada, Australië of Zuid-Afrika. De mensen die bleven, konden min of meer kiezen wat voor werk ze aannamen. Voor bepaalde werkzaamheden, in de tabaksindustrie bijvoorbeeld, waren niet genoeg arbeiders te vinden. In Turkije en Marokko was veel werkloosheid en armoede. Toen Nederland werknemers zocht, waren er genoeg mensen die hier wilden komen werken. Ze deden vooral het laaggekwalificeerde werk. Na enige tijd lieten de mannen hun vrouw en kinderen overkomen (de zogenoemde gezinshereniging). Terugkeren naar het land van herkomst kan niet meer omdat de kinderen en kleinkinderen hier gewend zijn en niet weg willen. Ze zijn hier geboren en getogen. Ook is er in die landen nog steeds werkloosheid en armoede. Ze zijn dus geen gastarbeiders meer, maar immigranten. De meeste mensen uit Turkije en Marokko zijn moslim.
- *migrant*: iemand die verhuist naar een ander land;
- *immigrant*: iemand die in dit land is komen wonen;

- *emigrant*: iemand die uit zijn land is vertrokken;
- *remigrant*: iemand die terugkeert naar het land van herkomst.

Tegenwoordig zijn er ook Turken die in Nederland gestudeerd hebben en teruggaan naar Turkije omdat het daar economisch gezien nu beter gaat.

> Voor Turken en Marokkanen is de vakantie in Turkije of Marokko vaak erg belangrijk. Kinderen willen bijvoorbeeld graag voor de vakantie hun beugel uit hun mond hebben; dan zien ze er mooier uit voor de familie die ze daar weer zullen zien.

> Oudere Turkse en Marokkaanse vrouwen hebben vaak onbegrepen buikklachten. Ze hebben soms veel verdriet omdat ze hun land missen. Ze leven hier in een isolement en hun kinderen leven anders dan ze zich hadden voorgesteld.

Surinamers

In 1975 werd Suriname onafhankelijk van Nederland. Velen waren bang voor de nieuwe onzekere politieke situatie en vertrokken daarom naar Nederland. Vóór de onafhankelijkheid hadden Surinamers een Nederlands paspoort. In de jaren daarna kwamen veel Surinamers naar Nederland door gezinshereniging en gezinsvorming.
De Surinaamse gemeenschap kent verschillende culturen, zoals:
- Creolen; komen oorspronkelijk uit Afrika; velen zijn christen, maar geloven ook in winti (geesten).
- Hindoestanen; komen oorspronkelijk uit India; van daaruit hebben zij het hindoeïsme of de islam meegenomen.
- Javanen; komen oorspronkelijk uit Indonesië en zijn vaak moslim.

Daarnaast zijn er nog de oorspronkelijke bewoners, de indianen. Daar zijn er niet veel meer van. Hun geloof is het animisme (zie hoofdstuk 10). Er wonen ook nog andere groepen in Suriname zoals Nederlanders, Chinezen en joden. Er zijn veel Surinamers in Nederland, met verschillende achtergronden en godsdienst.

> **Winti**
> In de huisartspraktijk komt al enige tijd een Surinaamse vrouw. Ondanks alle goede medische behandeling knapt ze toch niet op. Ze geeft zelf aan dat ze van streek is door winti, geesten. Ze gaat in Suriname naar een medicijnman en komt genezen terug. De medicijnman zei dat haar overleden schoonzus jaloers op haar was. Om te genezen, werden allerlei rituelen uitgevoerd.

Antillianen

Vaak wordt gedacht dat de Antillen en Suriname dicht bij elkaar liggen, maar er liggen honderden kilometers tussen. De Antillen – een groep eilanden – hebben de Nederlandse nationaliteit. Aruba heeft een aparte bestuursvorm (de status aparte). De meeste Antillianen zijn creolen en christenen.
In de jaren zeventig en tachtig van de vorige eeuw ging de olie-industrie achteruit en vertrokken veel Antillianen naar Nederland. Kinderen worden vaak naar Nederland gestuurd voor een opleiding. Antilliaanse en Arubaanse jongeren mogen zich pas in Nederland vestigen als zij werk hebben of een opleiding volgen. Een minderjarige Antilliaan of Arubaan die naar Nederland komt, moet aantonen dat hij of zij een Nederlandse voogd heeft, anders wordt hij niet toegelaten. Een kamermeerderheid heeft de voorstellen van het kabinet gesteund om jongeren tot 24 jaar terug te sturen als ze in Nederland niet binnen drie maanden werk of huisvesting hebben, of als ze zijn veroordeeld.

Asielzoekers

Asielzoekers zijn er altijd geweest. Ze komen vaak uit landen waar oorlog is. Zij vragen hier om bescherming, asiel. Zij hebben dikwijls verschrikkelijke dingen meegemaakt. Om tot een kortere asielprocedure te komen, is één vergunning ingevoerd voor elke asielzoeker die in aanmerking komt voor verblijf. Dit is een vergunning voor drie jaar. Na deze periode kan die vergunning worden omgezet in een vergunning voor onbepaalde tijd.
De overheid wordt steeds strenger en besluit vaker asielverzoeken af te wijzen. Daardoor is het aantal verzoeken sterk afgenomen.

Tabel 3.2 Asielverzoeken in Nederland.		
jaar:	ingediende asielverzoeken	ingewilligde asielverzoeken
2000	43.560	9.730
2001	32.580	10.580
2002	18.670	8.820
2003	13.400	9.760
2004	9.780	10.170
2005	12.350	17.880
2006	14.470	14.440

(Cijfers van het CBS)

Asielzoekers moeten zich bij aankomst in Nederland melden bij de Immigratie- en Naturalisatiedienst (IND). Zij moeten allerlei papieren invullen en identiteitspapieren, vliegticket en reispapieren laten zien. De asielzoeker kan de aanvraag mondeling toelichten, waarna de IND binnen vijf werkdagen beslist of de asielaanvraag in behandeling wordt genomen.

Asielaanvraag
Een asielzoeker was in zijn eigen land tandarts van beroep. Hij wil hier ook graag aan het werk. Dat kan echter niet zolang de procedure nog niet is afgerond. Hij is al een keer afgewezen en is daartegen in beroep gegaan. De procedure loopt inmiddels meer dan twee jaar.

De Tweede Kamer heeft het plan goedgekeurd dat mensen die een verblijfsvergunning voor een bepaalde tijd willen, een basisexamen inburgering moeten afleggen bij de Nederlandse ambassade in hun eigen land. Ze moeten een basiskennis hebben van de Nederlandse taal en de Nederlandse samenleving. Als ze het examen niet halen, mogen ze Nederland niet in. Het gaat vooral om mensen die naar Nederland willen om hier te gaan trouwen of samenwonen (gezinsvorming) of om mensen die zich bij hun familieleden willen voegen (gezinshereniging). Nadat ze in Nederland zijn aangekomen, zijn ze verplicht om in te burgeren. De regering wil dat ze actief aan de samenleving deelnemen en dat ze zich de Nederlandse taal eigen maken. Nieuwkomers moeten zich bewust worden van de Nederlandse waarden en normen en die naleven.

Bij gezinsvorming wordt er ook een eis gesteld aan de Nederlandse partner. Hij of zij moet 120% van het minimumloon verdienen om een (huwelijks)partner uit het buitenland te kunnen laten overkomen naar Nederland. Beide partners moeten 21 jaar of ouder zijn. Het aantal huwelijken op basis van gezinsvorming en/of hereniging liep hierdoor in 2007 met ongeveer tachtig procent terug.

Figuur 3.2

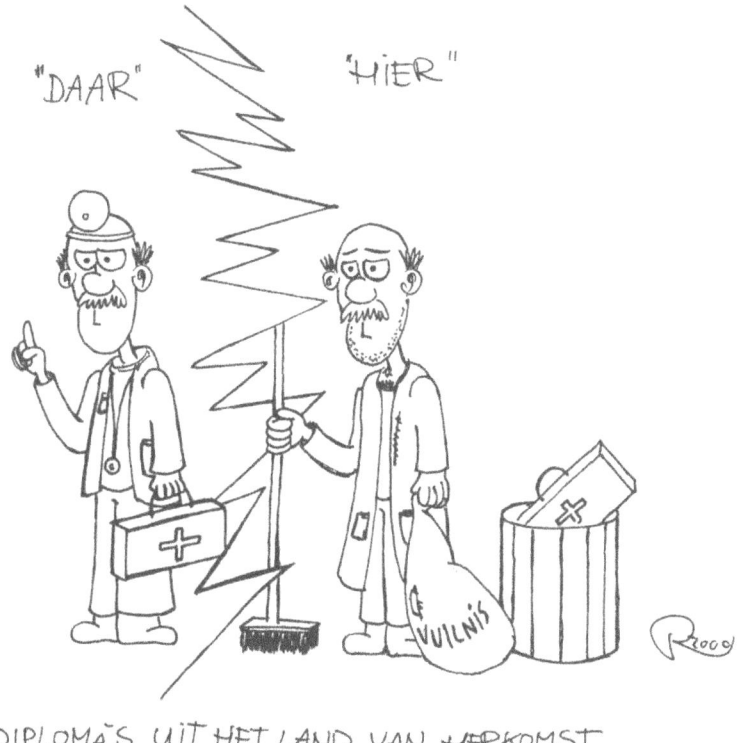

Bulgaren, Polen en Roemenen

Het CBS schrijft het volgende:

In de eerste negen maanden van 2007 hebben zich bijna 13 duizend Bulgaren, Polen en Roemenen in Nederland gevestigd, bijna tweemaal zoveel

als in dezelfde periode in 2006. De toename doet zich vooral voor bij immigranten uit Bulgarije en Roemenië, de twee landen die per 1 januari 2007 toetraden tot de Europese Unie.

Karakter van immigratie verandert
In de tweede helft van de jaren negentig en de jaren rond het millennium was de meerderheid van de immigranten uit deze Oost-Europese landen vrouw. Het waren de 'Poolse bruiden' die naar Nederland kwamen om te trouwen met een Nederlandse man. Hierin is de laatste jaren duidelijk verandering gekomen. De meeste Poolse en Roemeense immigranten zijn nu mannen van tussen de twintig en veertig jaar. Dit geeft aan dat het nu meer om arbeidsmigratie gaat.

Bulgaren en Roemenen vestigen zich, meer dan andere EU-onderdanen, in de grote steden. Ruim zestig procent van de Bulgaarse immigranten in 2007 kwam in één van de vier grote gemeenten terecht. De meesten werken in de kassen in het Westland. Polen vestigen zich meer in de duin- en bollenstreek en in de Brabantse steden.

Niet alle Oost-Europese immigranten zullen zich permanent in Nederland vestigen. Van de Poolse immigranten uit 2004 bijvoorbeeld, is tot en met 2006 bijna een kwart weer teruggekeerd. Voor het totale aantal immigranten in 2004 ligt dit percentage op bijna 29.
(CBS, 2007)

Figuur 3.3
Immigratie van Bulgaren, Polen en Roemenen.

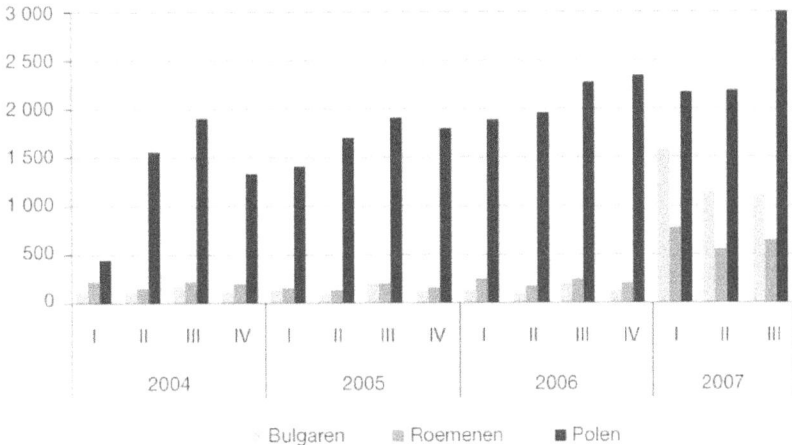

bron: CBS

Figuur 3.4
Aandeel vrouwen in immigratie van Bulgaren, Polen en Roemenen in de periode 1995-2007.

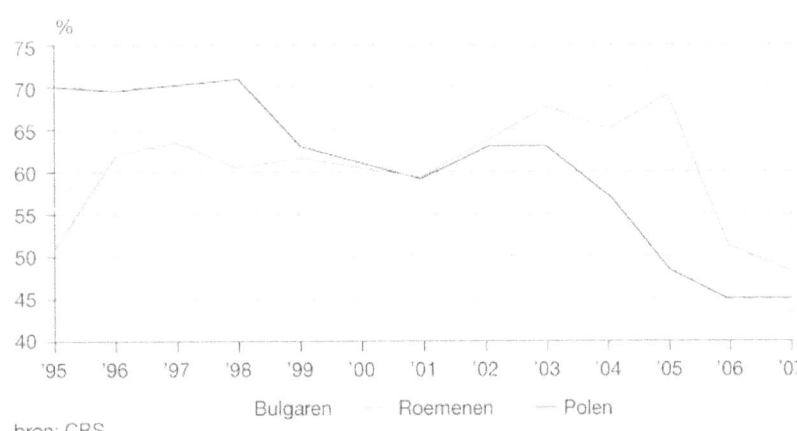

bron: CBS

Figuur 3.5
Aandeel immigranten dat zich vestigt in één van de vier grote gemeenten naar geboorteland, januari-september 2007.

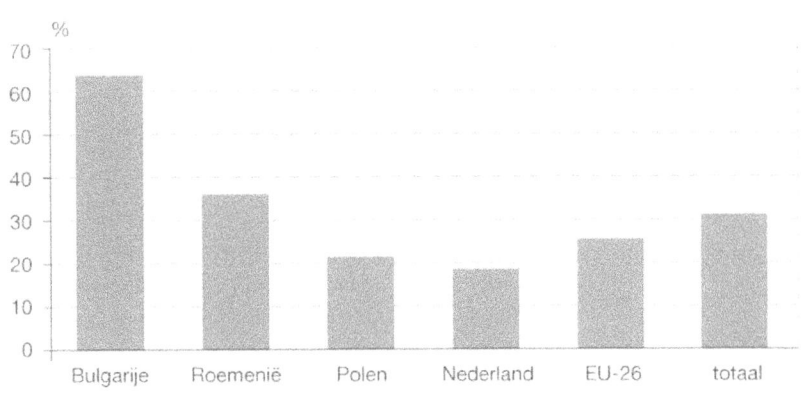

bron: CBS

3.3 Culturele integratie

Het is makkelijk om te zeggen dat de nieuwe culturen een verrijking zijn van de eigen cultuur, maar daarmee verdoezel je wel de communicatiestoornissen die optreden. Veel mensen geven aan dat ze de aanwezigheid van veel verschillende culturen als een probleem ervaren. Mensen begrijpen elkaar vaak niet omdat ze zijn opgegroeid met andere normen en waarden. Wanneer ze zijn opgegroeid in een groepsgerichte cultuur of juist in een individugerichte cultuur, dan hebben ze vaak tegengestelde normen en waarden die tot veel problemen kunnen leiden.

- Een groepsgerichte cultuur vind je bij veel niet-westerse culturen. Allochtonen van de eerste generatie zijn vaak opgegroeid met normen en waarden van deze cultuur. Maar ook Nederlanders kunnen in een groepsgerichte cultuur zitten, bijvoorbeeld mensen die in kleine gemeenschappen bij een bepaalde kerk horen. Belangrijke waarden van een groepsgerichte cultuur zijn: respect, eergevoel en het correct vervullen van je rol. Aan het verwachtingspatroon van de gemeenschap wordt meer waarde gehecht dan aan iemands persoonlijke mening.
- Een individugerichte cultuur zie je meer bij westerse culturen, dus ook in Nederland. Allochtonen van de tweede en de derde generatie zijn vaak al zo aangepast aan de Nederlandse cultuur dat ze ook hiertoe behoren. Belangrijke waarden van een individugerichte cultuur zijn: oprechtheid, je aan afspraken houden en persoonlijke verantwoordelijkheid. Het is belangrijk om een eigen mening te hebben, ook al denkt de rest er anders over.

Je kunt niet zeggen dat de ene cultuur beter is dan de andere. Maar er zijn wel duidelijke verschillen.

> Waar kan een assistent die opgegroeid is in een groepsgerichte cultuur op letten bij een patiënt die opgegroeid is in een individugerichte cultuur? Waar kun je op letten bij een Nederlandse patiënt?
> - Wees direct; draai er niet omheen.
> - Wees eerlijk; als iets pijn doet, zeg dat dan eerlijk, anders vertrouwt de patiënt je niet meer.
> - Je woorden en daden moeten met elkaar overeenkomen.
> - Wees niet autoritair. Geef toe als je iets fout doet.

- Wees jezelf, heb een eigen mening, maar dring deze niet op.
- Kom je afspraken na.

Waar kan een assistent die opgegroeid is in een individugerichte cultuur op letten bij een patiënt die opgegroeid is in een groepsgerichte cultuur? Waar kun je op letten bij eerstegeneratie-allochtonen?
- Wees niet te direct; praat eerst over koetjes en kalfjes. Zonder omhaal zeggen waar het op staat, kan onbeschoft overkomen.
- Als je steeds gelijk krijgt, wil dat niet zeggen dat de ander het met je eens is.
- De patiënt verwacht autoriteit.
- Over bepaalde persoonlijke problemen en gevoelens wordt niet gesproken, houd daar rekening mee.

De eerste generatie houdt zich vaak nog strikter aan de eigen normen en waarden dan de mensen in het land van herkomst. Dat komt omdat ze zich in het nieuwe land onveilig voelen.
De tweede generatie zit tussen twee culturen in: thuis hebben ze te maken met de strenge normen en waarden van hun ouders, maar op school krijgen ze te maken met de vrije Nederlandse cultuur. Vaak is er een generatieconflict waarin de normen en waarden van ouders en kinderen botsen.
De derde generatie groeit op bij ouders die al veel weten van de Nederlandse cultuur, maar worden dikwijls nog steeds als buitenlander gezien. Er wordt soms tegen hen gezegd dat zij terug moeten naar hun eigen land. Maar ze zijn in Nederland geboren en getogen en Nederland is hun eigen land!

Er bestaan verschillende visies op hoe we met cultuurverschillen in Nederland kunnen omgaan:
- *verplichte assimilatie*: allochtonen moeten zich helemaal aanpassen aan de overheersende cultuur, ze moeten hun eigen cultuur afzweren.
- *segregatie*: de verschillende groepen leven apart, net zoals in de tijd van de verzuiling; onderling is er geen contact en er wordt niet over cultuurverschillen gesproken.

- *integratie met behoud van de eigen identiteit*: mensen worden opgenomen in de samenleving, waar dat nodig is, moeten zij zich aanpassen aan de Nederlandse cultuur.
- *wederzijdse aanpassing (acculturatie)*: we zitten met elkaar in een proces, waarbij iedereen zich voortdurend aanpast; de culturen groeien naar elkaar toe en zo ontstaat een nieuwe cultuur.

In de jaren zeventig en tachtig van de vorige eeuw bestond er een sterke tendens om uit te gaan van de gelijkwaardigheid van de verschillende culturen. Iedere druk tot aanpassing aan de Nederlandse cultuur werd gezien als racisme. In de Minderhedennota van 1983 werd gekozen voor een beleid van integratie met behoud van eigen identiteit. De overheid kiest nu voor integratie met een meer verplichtend karakter. Met behulp van onderwijs en arbeid dienen mensen zich beter aan te passen. Er zijn inburgeringscontracten, waarin nieuwkomers verplicht worden om de Nederlandse taal en cultuur te leren kennen.

> De Indische Nederlanders worden vaak ten voorbeeld gesteld aan andere allochtonen. De vergelijking gaat echter niet op, want de Indische Nederlanders waren al gewend aan de Nederlandse cultuur en ze spraken de taal al heel goed. Achteraf blijkt de opname in onze samenleving ook niet zo vlekkeloos te zijn verlopen als vaak werd gedacht. Veel Indische Nederlanders hebben nu problemen. Toen zij hier kwamen, konden ze hun verhalen over hun ervaringen in de Japanse gevangenkampen niet kwijt. Ze probeerden door hard werken hun nare verleden te vergeten. Nu ze met pensioen zijn, komen alle herinneringen weer boven. Veel tweedegeneratie Indische Nederlanders hebben problemen met de eigen identiteit. Hun ouders hebben geprobeerd zo Nederlands mogelijk te leven. Hun kinderen werden heel Nederlands opgevoed, maar ze werden door hun huidskleur toch als buitenlanders gezien. Ze voelen zich Nederlands, maar voelen zich er toch niet helemaal bij horen. Een te snelle aanpassing kan dus ook moeilijkheden geven. Het kan zorgen voor verdringing van de eigen problemen en voor het verlies van de eigen identiteit.

Je kunt je afvragen of de Nederlandse cultuur zelf wel buiten beschouwing moet blijven. Waarom moeten allochtonen zich aanpassen aan de Nederlandse cultuur? Wat zijn precies die Nederlandse normen en waarden? Misschien kunnen de verschillende bevolkingsgroepen samen praten over hun gezamenlijke normen en waarden. Communicatie kan de oplossing zijn.

3.4 Ontzuiling en emancipatie

VERZUILING

Nederland heeft een periode van verzuiling gekend (van ca. 1850 tot 1960). Verzuiling betekent dat de samenleving is verdeeld in streng gescheiden groepen. De indeling in groepen was naar aanleiding van politieke en geestelijke stromingen. Er was een liberale, een socialistische, een katholieke en een protestantse zuil. Als je protestant was, dan ging je naar een protestantse school en een protestantse kerk, je deed inkopen bij protestantse winkeliers, je stemde op een protestantse partij, je las een protestantse krant en ga zo maar door. Je ging bijna alleen maar om met mensen uit je eigen zuil.
Die verzuiling zie je nog terug bij bepaalde omroepen. De NCRV was protestant, de KRO katholiek, de VPRO vrijzinnig protestant, de VARA socialistisch en de AVRO liberaal en algemeen.

Vanaf 1960 begon de ontzuiling; de zuilen brokkelden langzaam af. Mensen werden mondiger en wilden zelf hun keuzen maken. Tegenwoordig horen veel organisaties niet meer bij een bepaalde zuil. Als organisaties wel bij een bepaalde zuil horen, dan staan ze voor alle mensen open. Een katholieke school bijvoorbeeld laat alle kinderen toe, het maakt niet uit wat voor geloof het kind heeft. Zo kan het nu dus gebeuren dat iemand naar een protestantse kerk gaat, zijn kinderen naar de openbare school stuurt, zijn inkopen doet bij de winkels die dicht bij huis zijn en *de Volkskrant* leest (een van oorsprong katholieke krant). De keuzen zijn niet meer vanzelfsprekend. Als iemand een school uitzoekt voor zijn kinderen, dan is de kwaliteit van de school belangrijker dan de levensbeschouwelijke visie.
Na 1970 ontstonden er omroepen die niet meer bij een bepaalde levensbeschouwing hoorden zoals Veronica en de TROS. Deze om-

roepen willen programma's uitzenden die de mensen graag willen zien en ze willen niet in eerste instantie vanuit een bepaalde visie werken. De zogenoemde commerciële zenders werken ook zo. Toch zijn de zuilen niet helemaal verdwenen. Er bestaan nog veel christelijke organisaties en de Evangelische Omroep is de grootste omroep in Nederland. Vanuit de islam ontstaan islamitische scholen, een islamitische omroep en andere organisaties. Zo ontstaat als het ware een nieuwe zuil.

EMANCIPATIE

In de jaren zestig van de vorige eeuw kende Nederland een aantal democratiseringsgolven. Een ervan was de vrouwenemancipatie. Er werd gestreden voor de gelijkberechtiging van de vrouw en het recht om eigen beslissingen te nemen. Dit leidde uiteindelijk tot een betere toegang tot de arbeidsmarkt voor vrouwen, meer carrièremogelijkheden, onafhankelijkheid, baas in eigen buik (abortus), meer gelijkheid in beloning, dezelfde toegang tot het hoger onderwijs en een overheid die één en ander stimuleert om het zover te krijgen (bijstandsuitkeringen, de pil in het ziekenfonds). Daarnaast bevorderde de ontkerkelijking de zelfstandigheid van een bepaalde groep vrouwen. Cijfers wijzen overigens uit dat vrouwen nog steeds ondervertegenwoordigd zijn in de Tweede Kamer, in de top van het bedrijfsleven en onder hoge ambtenaren. In verband hiermee wordt in de eenentwintigste eeuw ook wel gesproken over 'het glazen plafond': het lijkt alsof de top binnen bereik ligt, maar er zit voor vrouwen dikwijls een onzichtbare barrière tussen waar ze moeilijk doorheen breken.

3.5 Individualisering en secularisatie

INDIVIDUALISERING

Vroeger hadden mensen elkaar nodig. Zonder hulp van anderen kon je niet leven. Als je ziek was, moest je door je familie verzorgd worden. Door de verzorgingsstaat met haar voorzieningen en uitkeringen konden mensen zelfstandig gaan wonen.
Vanaf de jaren zestig is er sprake van individualisering van de samenleving. Dat betekent dat niet de groep, maar het individu centraal staat. Een positief effect daarvan is dat mensen veel mondiger

zijn geworden. Doordat iedereen zichzelf en zijn eigen mening centraal stelt, is er niet meer één voor iedereen geldend patroon van vaste normen en waarden.

Mensen sluiten zich niet meer voor lange tijd aan bij bepaalde organisaties. Ze gaan alleen maar ergens heen om er zelf iets aan te hebben en niet omdat ze ergens bij willen horen. Dat maakt het voor bijvoorbeeld jeugdleiders erg moeilijk om hun werk te doen. Mensen binden zich niet meer zo makkelijk waardoor maatschappelijke organisaties gaan verdwijnen. Veel mensen zijn pessimistisch over deze ontwikkelingen: mensen zouden alleen nog maar aan zichzelf denken. Toch klopt dat niet helemaal. Individualisering leidt niet noodzakelijkerwijs tot egoïsme. De mens is een sociaal wezen en kan niet op zichzelf bestaan. De verbanden van vroeger vallen wel weg, maar er komen nieuwe voor terug. Mensen sluiten zich nu vaker aan bij kortlopende projecten. Jongeren worden lid van nieuwe sociale bewegingen zoals Greenpeace, Amnesty International, Artsen zonder Grenzen en Jongeren tegen Racisme. Deze bewegingen horen niet bij een bepaalde politieke partij of een levensbeschouwing maar zijn wel solidair met de medemens. Er wordt tegenwoordig dikwijls veel pragmatischer gedacht en niet meer alleen vanuit principes.

Uit onderzoek blijkt dat mensen vinden dat de grenzen van de individualisering zijn bereikt. Veel mensen zijn eenzaam. Ouders zouden misschien meer aandacht kunnen besteden aan gemeenschapsopvoeding. De overheid probeert die verantwoordelijkheid ook te bevorderen met campagnes als 'De maatschappij, dat ben jij.'

> In het Nieuwsblad van het Rode Kruis staat dat mensen het soms moeilijk vinden vrienden te maken en te behouden. Het Rode Kruis startte in oktober 2007 een praktische cursus in Utrecht. In zes bijeenkomsten werd geoefend in het aangaan en onderhouden van vriendschap.

> De individualisering is ook te merken in de huisartspraktijk. Tegenwoordig werken dikwijls beide ouders en de kinderen

gaan naar de crèche. In het weekend willen ze dan de huisarts zien, ook als er geen sprake is van spoed. Dat leidt tot overbelasting van de huisarts.

Mensen worden ook steeds mondiger, maar daardoor ook sneller boos. Daarmee zul je als assistente te maken krijgen.

SECULARISATIE

Door de ontzuiling en de individualisering zijn mensen steeds meer op eigen benen komen te staan. Velen vinden dat ze geen godsdienst en kerk meer nodig hebben. Steeds minder mensen zijn lid van een kerkgemeenschap. Het proces van de afname van godsdienstigheid in de samenleving heet secularisatie. Andere woorden voor secularisatie zijn ontkerkelijking en verwereldlijking. Het betekent niet dat mensen per definitie minder religieus zouden zijn, het wordt alleen losgekoppeld van het lidmaatschap van een geloofsgemeenschap en/of het bezoeken van kerk, moskee of tempel.

In dat verband worden ook de New Age-stromingen genoemd die in de jaren negentig van de vorige eeuw snel aan populariteit wonnen. Het 'zoek je zelf'-credo past naadloos in de individualistische tijdgeest.

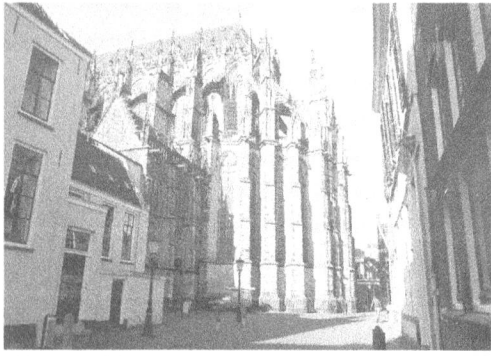
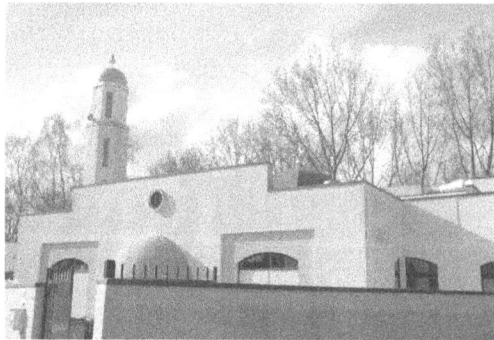

Figuur 3.6
We hebben niet meer uitsluitend Christelijke godshuizen.

Samenvatting

Met name de laatste vijftig jaar van de twintigste eeuw heeft zich in Nederland een aantal veranderingen voltrokken. De samenstelling van de bevolking wijzigde in snel tempo. Migratie zorgde voor een samenleving waarin groepen mensen met verschillende achtergronden en culturen hun plaats innamen. Nederland werd welvarender en kon zich het één en ander permitteren; emancipatie (gelijkberechtiging) en individualisering eisten hun plaats op. De oude collectiviteiten brokkelden af. Mensen wilden inspraak op een groot aantal gebieden. De ontzuiling en ontkerkelijking waren nagenoeg voltooid aan het eind van deze eeuw. Nieuwe gelovigen, zoals de aanhangers van de islam, vormden inmiddels de tweede godsdienst in Nederland. Daarnaast is de samenleving sterk geïndividualiseerd.

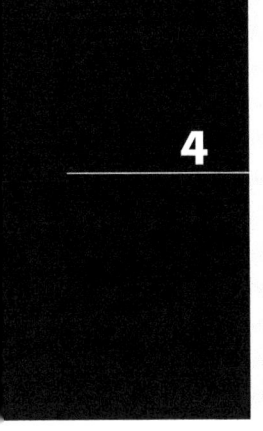

4 Democratie, politieke besluitvorming en partijen

leerdoelen Aan het eind van dit hoofdstuk weet je:
- wat een democratie en wat een dictatuur is;
- wat een rechtsstaat is en hoe die tot stand komt;
- hoe de opbouw van het bestuurssysteem van Nederland is;
- hoe (politieke) besluiten en afspraken tot stand komen;
- welke uitgangspunten politieke richtingen, stromingen en partijen hebben.

Fatima ergert zich al maanden over het feit dat ze nergens met haar klachten over een aantal organisatorische zaken op haar opleiding terecht kan. Ze heeft het overigens prima naar haar zin als aankomend tandartsassistente, daar gaat het niet om, maar een paar dingen zouden gewoon beter geregeld kunnen worden. Dan hoort ze dat er voor leerlingen twee plaatsen in de medezeggenschapsraad (MR) beschikbaar zijn. Er zijn twee derdejaars die die plaatsen bezet houden, maar van hen heeft niemand ooit wat gehoord. Volgende week wordt er een soort verkiezing gehouden voor de medezeggenschapsraad. Fatima ziet dat wel zitten, maar hoe moet ze dat aanpakken?

4.1 Staat, rechtsstaat en democratie

Voor veel mensen zijn democratie en rechtsstaat begrippen die weinig te maken hebben met hun dagelijkse bezigheden en interesses. Het is als met politiek: voor veel mensen is dat een 'ver-van-mijn-bedshow'. Toch blijkt keer op keer hoe belangrijk het is om binnen een bepaald systeem te kunnen functioneren en te leven. Het is niet overal in de wereld vanzelfsprekend om te kunnen zeggen wat je wilt en om zelf beslissingen over je eigen leven te kunnen nemen.

Dat wij dat hier wel kunnen, heeft te maken met hoe ons staatsbestel is georganiseerd, met de manier van besturen en hoe beslissingen genomen worden.

DE STAAT

Een staat is een land met een bepaald bestuurssysteem. Er zijn ruwweg twee uitersten te benoemen: de rechtsstaat en de dictatuur. Daar komen we later nog op terug.
Een land wordt een staat genoemd als het voldoet aan drie voorwaarden:
– het moet grondgebied hebben;
– er dient op dat grondgebied gezag (bestuur) aanwezig te zijn;
– er moeten mensen wonen.

Nederland is dus een staat, net zoals België, Duitsland, Frankrijk, Spanje enzovoort. Deze landen hebben grondgebied, bestuur en bevolking. Overigens omvat een staat meer dan alleen het grondgebied, ook de lucht daarboven en de zee aangrenzend aan het land hoort daarbij. Zo horen de zogenoemde territoriale wateren ook bij Nederland (dat is een strook zeewater tot ongeveer 22 km uit de kust).
Niet alle volken vormen een staat, niet alle landen hebben een bevolking en soms wordt gezag niet algemeen erkend. De Koerden bijvoorbeeld zijn één volk, maar ze wonen verspreid over de staten Turkije, Iran, Irak en Syrië. Op Antarctica (de zuidpool) is wel een vorm van internationaal toezicht, maar ontbreekt de bevolking. Op het eiland Cyprus hebben Turkse Cyprioten een onafhankelijk Noord-Cyprus uitgeroepen, maar dit gezag wordt alleen door Turkije erkend.

DICTATUUR EN RECHTSSTAAT

Een kleine duizend jaar geleden berustte het bestuur van de meeste Europese staten bij één of bij enkele personen. De koning of keizer had meestal de absolute macht om te beslissen over het land en zijn bevolking. Daaromheen bestond dan vaak een groep iets minder machtige personen: de graven, hertogen, baronnen, kortom de adel, die probeerden de koning te vriend te houden door stipt zijn orders uit te voeren. Deze vorm van besturen wordt dictatuur genoemd.

Figuur 4.1
Tijdbalk van de democratie.

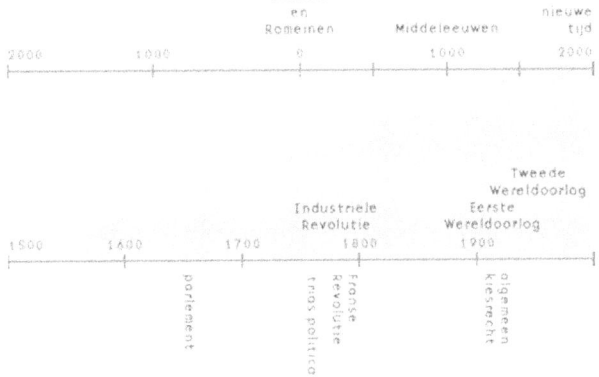

Voorbeelden van dergelijke staatsvormen uit het recente verleden zijn Argentinië aan het eind van de jaren zeventig van de vorige eeuw, nazi-Duitsland, Roemenië tijdens de dictatuur van Ceauşescu en de Sovjet-Unie tot de omwenteling van 1989.
Het meest kenmerkende van een dictatuur is dat de bevolking niets te vertellen heeft. Er zijn geen vrije en eerlijke verkiezingen en als er al verkiezingen zijn, kan men maar op één partij stemmen, de andere zijn verboden. Zeggen wat je denkt, staat onder dergelijke systemen gelijk aan spelen met je leven. De media staan onder toezicht van de machthebbers die bepalen wat het volk moet lezen.

Tabel 4.1 Voorbeelden van dictatoriale systemen.

	kernwoorden	nadruk op	leider	in de landen
fascisme	ras	gebied	dictator	Duitsland Italië (Tweede Wereldoorlog)
communisme	klasse	bezit	partijsecretaris	Sovjet-Unie tot 1989 Noord-Korea Cuba
fundamentalisme	godsdienst	zeden	ayatollah	Iran

Er zijn nog steeds dictaturen in de wereld. Een voorbeeld hiervan is Wit Rusland of Belarus, zoals het zichzelf noemt. President Aleksandr Loekasjenko oefent daar de absolute macht uit.
De meeste landen kennen tegenwoordig in bepaalde mate een systeem waarbij de bevolking door middel van het kiesrecht zijn eigen bestuurders kiest die voor hen de besluiten nemen. Dit wordt indi-

recte democratie genoemd. Is de bevolking niet tevreden, dan kunnen zij bij de volgende verkiezingen andere vertegenwoordigers kiezen.

De afgevaardigden van de bevolking worden volksvertegenwoordigers genoemd. Ze controleren het bestuur van het land. Soms besturen ze zelfs mee. In Nederland wordt het dagelijks bestuur van het land uitgeoefend door de minister-president en zijn ministers en staatssecretarissen. Omdat dit dagelijks bestuur onderworpen is aan de controle door de volksvertegenwoordigers, noemen we ons land een rechtsstaat.

Alhoewel directe democratie (in tegenstelling tot indirecte democratie) niet zo veel voorkomt (het is lastig overleggen met miljoenen mensen tegelijkertijd) wordt het toch in een aantal gevallen en in een paar landen gebruikt. Gedoeld wordt hier op het referendum, een directe volksraadpleging waarbij iedereen vóór of tegen een bepaald voorstel kan stemmen. Zo konden de bewoners van Rotterdam enige jaren geleden hun mening geven over het opdelen van de stad in een aantal deelgemeenten. Het overgrote deel van de bevolking stemde toen tegen. In de landelijke politiek is het referendum (nog) niet ingevoerd.

Een rechtsstaat moet aan een aantal eisen voldoen:
- Iedereen is gelijk, ongeacht geslacht, ras of inkomen.
- Iedereen heeft gelijke invloed op het bestuur van het land.
- Er is een onafhankelijke rechterlijke macht.
- Er is een grondwet die bevoegdheden van de staat beperkt en er zijn grondrechten (die in de grondwet staan) waarover de burger kan beschikken.

DEMOCRATIE

Wanneer noemen we een bestuursvorm democratisch? En hoe verhoudt zich de democratie tot de rechtsstaat?

demos Democratie is afgeleid van *demos*, dat is Grieks voor volk; in feite betekent democratie dat het volk bestuurt. Een democratische bestuursvorm is dus een systeem waarbij iedereen de kans krijgt zijn stem te laten klinken. Binnen een rechtsstaat is dat gegarandeerd, niet in de laatste plaats omdat dit systeem gebaseerd is op de trias politica, de scheiding der machten.

Het idee van het spreiden van de politieke macht om misbruik te voorkomen, is al een paar honderd jaar oud en komt van de Franse denker Montesquieu. Deze maakte onderscheid tussen de uitvoerende, rechtsprekende en wetgevende macht. De wetgevende macht stelt wetten vast waaraan de mensen zich moeten houden. De uitvoerende macht zorgt ervoor dat aangenomen wetten ook worden uitgevoerd. De rechterlijke macht ten slotte, beoordeelt of wetten goed worden nageleefd en toegepast. Elk onderdeel van macht opereert onafhankelijk en kan de ander niet beïnvloeden.

4.2 Politieke besluitvorming

Je stem mogen laten horen is één ding, het nemen van besluiten een ander. Voordat we laten zien hoe in Nederland besluiten totstandkomen, gaan we eerst in op het Nederlandse bestuurssysteem.

HET BESTUURSSYSTEEM

We kennen in Nederland drie bestuurslagen: de gemeenten, de provincies en de landelijke overheid. Sinds enige tijd kunnen we daar nog een Europees bestuursniveau bovenop zetten. Het Europese niveau krijgt langzamerhand meer invloed.

Het dagelijks bestuur van Nederland wordt gevormd door het kabinet (de minister-president en de ministers) of de regering (het kabinet plus de koningin). De ministers en staatssecretarissen hebben zowel uitvoerende macht (ze geven hun ambtenaren orders) als wetgevende macht (ze doen wetsvoorstellen). Deze wetgevende macht wordt gedeeld met het parlement. De koningin heeft in Nederland weinig echte macht.
De rechterlijke macht in Nederland wordt gevormd door onafhankelijke rechters die voor het leven benoemd worden. De rechterlijke macht vormt een onafhankelijk systeem.
Het parlement kan beschouwd worden als het algemeen bestuur van ons land. Het parlement bestaat uit de Eerste en Tweede Kamer. De Tweede Kamer wordt elke vier jaar rechtstreeks door de bevolking gekozen en heeft in totaal 150 leden of zetels. De Eerste Kamer (75 zetels) wordt gekozen door leden van de Provinciale Staten, het algemeen bestuur van de provincies. Ze worden dus

indirect door de burger gekozen. Men spreekt dan van getrapte verkiezingen.

Figuur 4.2
De rechtspraak dient te zijn als het gebouw: streng doch rechtvaardig.

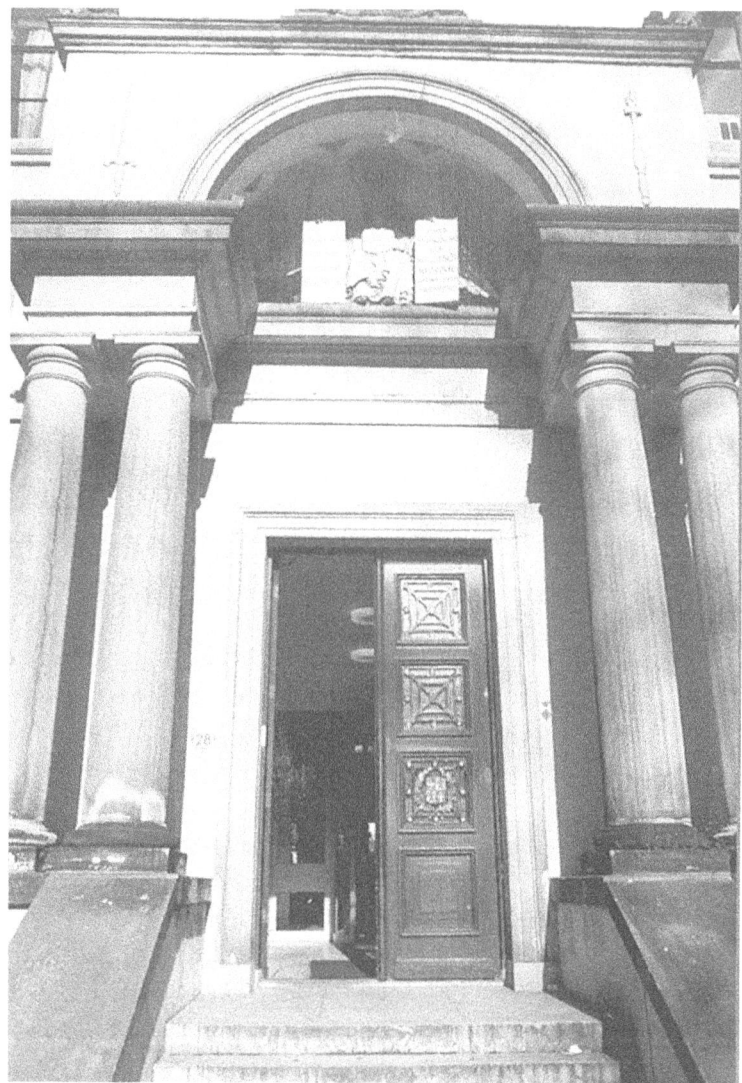

4 DEMOCRATIE, POLITIEKE BESLUITVORMING EN PARTIJEN

Tabel 4.2 Kleine geschiedenis van onze volksvertegenwoordiging in zetels.

	1982	1986	1990	1994	1998	2002	2003	2006
coalitie	CDA	CDA	CDA	VVD	VVD	CDA	CDA	CDA
	VVD	VVD	PvdA	PvdA	PvdA	VVD	VVD	PvdA
				D66	D66	LPF	D66	CU
minister-president:	Lubbers	Lubbers	Lubbers	Kok	Kok	Balkenende	Balkenende	Balkenende
CDA	45	54	54	34	29	43	44	41
PvdA	47	52	49	37	45	23	42	33
VVD	36	27	22	31	38	24	28	22
D66	6	9	12	24	14	7	6	3
PPR	2	2						
PSP	3	1						
CPN	3	-						
Groen Links			6	5	11	10	8	7
SGP	3	3	3	2	3	2	2	2
GPV	1	1	2	2	2			
RPF	2	1	1	3	3			
CU						4	3	6
CD	1	-		3	-			
Ouderen				7				
SP				2	5	9	9	25
LPF						26	8	
LN						2	-	
Pv/dD								2
PVV								9

Het instituut met de grootste macht in Nederland is de Tweede Kamer. Zij kan de regering naar huis sturen en aansturen op nieuwe verkiezingen. De voornaamste taak van de Tweede Kamer is het uitoefenen van controle op het beleid van de regering. Daarnaast heeft de Kamer het recht zelf wetsvoorstellen in te dienen (recht van initiatief) en wijzigingen in bestaande wetsvoorstellen aan te brengen (recht van amendement). Ze kan de verantwoordelijke minister schriftelijk en mondeling vragen stellen en hem zo vragen verantwoording af te leggen voor zijn daden (recht van interpellatie).

De Tweede Kamer kan bij meerderheid van stemmen (de helft plus één) een wetsvoorstel van bewindslieden (ministers, staatssecretarissen) goed- of afkeuren. Het is daarna aan de minister om te reageren. Als zijn standpunt afwijkt van de Kamer en hij volhardt daarin, dan kan de Kamer met een motie van wantrouwen de minister naar huis sturen. Soms verklaren de overige ministers zich solidair en kan het komen tot een kabinetscrisis. In zo'n geval stapt de hele ministersploeg op en moet er een nieuwe regering komen. Dan kan geprobeerd worden een nieuwe regering te vormen, of er worden nieuwe verkiezingen uitgeschreven.

solidair

Ten slotte keurt de Tweede Kamer de jaarlijkse rijksbegroting goed of af en heeft ze het recht een parlementaire enquête (uitgebreid onderzoek) in te stellen naar (delen van) gevoerd beleid waarvan men het sterke vermoeden heeft dat dat bijzonder slecht is geweest. De voornaamste taak van de Eerste Kamer (ook wel Senaat genoemd) is het controleren of het werk dat door de regering verricht is, wel zorgvuldig genoeg is gedaan. De Eerste Kamer kan een voorstel alleen maar goed- of afkeuren, een tussenweg is er niet.

De Provinciale Staten (PS) vormen het bestuur van een provincie. Het dagelijks bestuur van de provincie wordt uitgevoerd door Gedeputeerde Staten (GS). Net zoals bij de landelijke overheid, wordt dit bestuurscollege uit de gekozen leden van PS gekozen. GS vormen dus de regering van een provincie. Ze beslissen over tal van zaken op provinciaal niveau (herindeling van gemeenten, waterbeheer enzovoort).

Op gemeentelijk niveau kennen we de gemeenteraad als algemeen bestuur en het college van Burgemeester en Wethouders (B&W) als dagelijks bestuur. Zowel de gemeenteraadsleden als de Statenleden worden om de vier jaar rechtstreeks door de burger gekozen. Dit is de bestuurslaag die het dichtste bij de mensen staat. Een inwoner van een gemeente zal direct merken als een buslijn is opgeheven of als er een opvangcentrum voor daklozen in de straat komt.

KIEZEN

In Nederland kennen we het algemeen kiesrecht. Iedere Nederlandse burger van achttien jaar en ouder mag zijn stem uitbrengen. Dit wordt actief kiesrecht genoemd.
Het recht om je verkiesbaar te stellen, noemen we passief kiesrecht. Het passief kiesrecht geldt ook voor iedere Nederlander van achttien jaar of ouder. Buitenlanders die meer dan vijf jaar in Nederland wonen, hebben (nu nog) alleen actief en passief kiesrecht bij gemeenteraadsverkiezingen. Om mee te kunnen doen aan de Tweede Kamerverkiezingen en verkiezingen voor de Provinciale Staten is het Nederlanderschap nodig.

Het is niet zo dat iedereen zo maar een politieke partij kan oprichten en aan de verkiezingen mag deelnemen. De wetgever stelt daar een aantal voorwaarden aan:
- De partij moet in minstens 1 van de 19 kiesdistricten ingeschreven staan.
- Er moet per persoon een lijst van 25 handtekeningen worden ingeleverd van mensen die de kandidatuur steunen.
- Per kiesdistrict moet een waarborgsom gestort worden.

Om potentiële stemmers te laten weten wat een partij wil bereiken, heeft elke partij een verkiezingsprogramma. Dat is een document waarin de mening en plannen van de partij over een aantal maatschappelijke onderwerpen beschreven staat.
Daarnaast hebben de partijen een kandidatenlijst met namen van mensen waarop
gestemd kan worden. De bovenste kandidaat wordt lijsttrekker genoemd. Een kandidaat die laag op de lijst staat, kan alleen met zogenoemde voorkeurstemmen gekozen worden. Dat gebeurt alleen als een groot aantal mensen op deze kandidaat heeft gestemd en deze meer stemmen heeft dan de kandidaat boven hem.

Nederland hanteert het stelsel van evenredige vertegenwoordiging, dat wil zeggen dat bijvoorbeeld bij verkiezingen voor de Tweede Kamer, de 150 zetels verdeeld worden op basis van alle geldig uitgebrachte stemmen. Als je het aantal uitgebrachte stemmen deelt door het aantal beschikbare zetels (in dit geval 150), dan krijg je het aantal stemmen dat nodig is om één zetel te halen, de zogeheten kiesdeler.

Er zijn landen waar een kiesdrempel is ingevoerd. Zo moet in Duitsland een partij ten minste vijf procent van de stemmen halen, wil zij in de Bondsdag (het parlement van Duitsland) komen. In de Verenigde Staten en Groot-Brittannië wordt gestemd via het districtenstelsel. Binnen een district wordt dan een afgevaardigde gekozen die namens dat district naar het parlement gaat.

DE MACHT OM TE BESLISSEN

Een van de grootste frustraties van de huidige politici is de afstand tussen de politiek (de bestuurders) en de burgers (de bestuurden). Omdat politiek bedrijven een betaald vak is geworden, is dit niet zo verwonderlijk. Elk beroep kent zijn eigen vaktaal of jargon. Zeker in de politiek maakt men vaak gebruik van taal die voor de gewone man bijna niet meer te volgen is. Als daarnaast de politiek er niet in slaagt omstreden beslissingen duidelijk en helder uit te leggen, is het geen wonder dat de kiezers het vertrouwen in hun bestuurders verliezen.

De positie van een gekozen politicus is er ook één van eigen verantwoordelijkheid. Per slot van rekening wordt de persoon gekozen, niet de partij. In principe maakt elke politicus de termijn van vier jaar vol waarvoor hij is gekozen en is er niemand die hem of haar in die tijd ontslaat.

Het gevaar van een te grote verwijdering is door de politiek onderkend en er zijn initiatieven genomen om deze kloof te verkleinen. Zo gaan politici meer het land in om spreekbeurten te houden en wordt een maatschappelijke bijbaan aangemoedigd, mits aangemeld bij de voorzitter van de Tweede Kamer.

Politiek is beslissingen nemen, het is keuzen maken tussen tegengestelde belangen. Dat is in veel gevallen niet makkelijk. Denk maar aan de uitbreiding van Schiphol (economisch belang tegenover milieubelang), de aanleg van de Betuwelijn, het vestigen van asielzoekerscentra in kleine dorpen of het boren naar aardgas in de Waddenzee.

Wanneer één partij in de Tweede Kamer de absolute meerderheid (75 plus 1) heeft, is het relatief eenvoudig beslissingen door te drukken. In de Nederlandse politiek ligt die situatie echter niet zo. Omdat diverse maatschappelijke stromingen in het parlement zijn vertegenwoordigd, zijn de zetels verdeeld en moet er samengewerkt worden om tot een meerderheid te komen. Er moeten dus compromissen gesloten worden. De partijen die samen regeren (de regeringspartijen) noemen we een coalitie. Men probeert een regering te vormen die kan steunen op een kamermeerderheid. Dat betekent dat in de Nederlandse politiek, partijen nooit voor de volle honderd procent hun zin krijgen; iedere partij zal op sommige punten water bij de wijn moeten doen, anders is er geen sprake van een coalitie die regeert.
De partijen die niet mee regeren, noemt men oppositiepartijen. De partijen die in de Tweede Kamer de meerderheid hebben, zullen dus vaak vóór de voorstellen stemmen die hun partijgenoten in de regering formuleren.

De regering en het parlement hebben met meer 'partijen' te maken, zoals media, (belangengroeperingen, achterbannen en andere maatschappelijke belangen. Het idee leeft dat politiek Den Haag ver weg is. Toch kan er op verschillende manieren druk uitgeoefend worden om beslissingen te beïnvloeden of te veranderen. Ook de individuele burger kan, zij het beperkt, invloed uitoefenen. Dat kan onder meer door te stemmen, lid te worden van een politieke partij, de media te interesseren voor een bepaald onderwerp, stiptheidsacties te houden of te demonstreren.

> Een goed voorbeeld van de verschillende krachten in de maatschappij vormt de discussie rond de Wet op de arbeidsongeschiktheid. Na veel overleg is de wet aangescherpt en zijn de keuringen strenger geworden. Vervolgens versoepelt men na anderhalf jaar de keuringseisen weer naar aanleiding van reacties van allerlei maatschappelijke kanten. De WAO, die WIA is geworden, lijkt nu zijn uiteindelijke vorm te hebben aangenomen.

Buiten het parlement kan men nog spreken van drie krachtenvelden die invloed hebben op de politiek:
- Pressiegroepen:
  - belangengroepen (Consumentenbond, vakbond);
  - actiegroepen (bijv. 'Weg met de snelweg door ons dorp');
  - actievoerende organisaties (Amnesty International, Greenpeace);
- Massamedia:
  - radio en tv;
  - kranten en tijdschriften;
  - internet;
- Ambtenaren.

De ambtenaren vormen een verhaal apart. Zij worden in navolging van de wetgevende, uitvoerende en rechtsprekende macht ook wel de vierde macht genoemd. Ministers, wethouders en gedeputeerden maken gebruik van medewerkers (ambtenaren) om hun beleid voor te bereiden en zaken uit te zoeken. Het is onmogelijk voor een bewindspersoon om alles uit te zoeken en te weten. Het is daarom niet verwonderlijk dat ambtenaren regelmatig een informatievoorsprong hebben op hun baas en daarmee hebben zij macht. Daarnaast is het voor een ambtenaar niet moeilijk om zaken te vertragen door informatie later door te geven, of zelfs achter te houden. Niet dat het voortdurend gebeurt, maar het komt voor. Ambtenaren zitten tenslotte vaak jaren op hetzelfde vakgebied, terwijl een minister of wethouder meestal na vier jaar weg is.

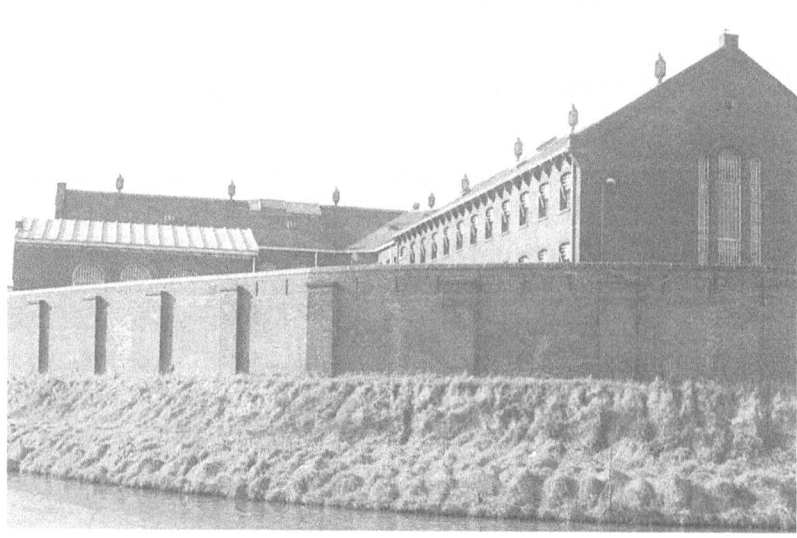

Figuur 4.3
Ook een rechtsstaat kent overtreders van regels; deze overtreders worden tijdelijk apart gezet.

4.3 Politieke stromingen

DE INVLOED VAN DE POLITIEK

De afstand tussen burger en politiek is groot, zo constateert men in de Tweede Kamer. Ook jongeren lijken niet erg geïnteresseerd in de politiek. Dat is eigenlijk vreemd, want de politiek kan heel direct invloed hebben op de eigen situatie. Stel dat de politiek beslist dat alle discotheken moeten sluiten, dan zullen veel jongeren daar niet blij mee zijn. Uitkeringen, kinderbijslag en de studietoelage kunnen verhoogd of verlaagd worden. De overheid kan opeens beslissen dat er een spoorlijn in je achtertuin aangelegd moet worden. In de gezondheidszorg bepaalt de minister of er een eigen bijdrage betaald moet worden en welke medicijnen wel of niet vergoed worden.

> Er is besloten dat medicijnen die je ook zonder recept kunt kopen, niet meer worden vergoed. Paracetamol mag nog wel als recept worden voorgeschreven, maar wordt niet meer vergoed. De patiënt betaalt dit zelf. Apothekersassistenten krijgen daar klachten over te horen.

> Voor 1995 hoefden ziekenfondspatiënten bij de tandarts bijna niets bij te betalen. Per 1 januari 2006 is er het zorgstelsel, één basisverzekering voor iedereen. Mensen moeten nu vaak bijbetalen of zich bijverzekeren. Tandartsassistenten moeten daardoor veel meer rekeningen versturen.

Als de politiek zo direct invloed kan hebben op je eigen situatie en op werkomstandigheden, waarom hebben dan toch zo weinig jongeren interesse hiervoor? Waarom gaan velen niet eens stemmen? Is de politiek te ondoorzichtig? Verdiepen jongeren zich niet genoeg in de politiek?
Stel je voor dat niemand meer zou gaan stemmen. Dan zou ons land geen democratie meer zijn. Het gevaar voor een dictatuur ligt dan op de loer. Om het ontstaan van een dictatuur te voorkomen, is het van belang dat burgers hun stem uitbrengen. Als je gaat stemmen, is je invloed niet zo groot. Je bent maar één persoon van een grote groep. Je ziet dus niet zo veel terug van je eigen stem. Maar je werkt wel mee aan het principe van een democratie.

Wanneer mensen willen stemmen, weten ze vaak niet op welke partij. Als je op de televisie politieke discussies volgt, dan kun je er vaak geen touw aan vastknopen. Je raakt eerder in de war dan dat je er wijzer van wordt. Een goede manier om uit te zoeken wat je moet stemmen is als je eerst gaat uitzoeken welke richting en politieke stroming jouw voorkeur heeft. Dat kun je in de volgende paragrafen doen.

LINKS, RECHTS EN MIDDEN

Links en rechts zijn begrippen die je in de politiek niet meer zo veel hoort als vroeger. Je hoort wel dat bepaalde partijen middenpartijen zijn. Om te kunnen begrijpen wat het midden is, zul je eerst moeten weten wat rechts en links is.

Links

Uitgangspunt bij links is gelijkheid, iedereen moet gelijke kansen krijgen, zonder onrechtvaardige verschillen. Links is tegen het recht van de sterkste, maar komt op voor de zwakkeren. Inkomensverschillen mogen niet te groot zijn. Om deze doelen te bewerkstelligen, moet de overheid een actieve houding innemen. Links heeft de visie dat de wereld maakbaar is en is meer gericht op het belang van de groep dan op het belang van het individu.

Rechts

Uitgangspunt van rechts is vrijheid: iedereen heeft de vrijheid om zich zo goed mogelijk te ontwikkelen. De overheid moet niet te veel invloed hebben. Iedereen is zelf verantwoordelijk. Inkomensverschillen zijn afhankelijk van prestatieverschillen. Daardoor is er uitdaging en kunnen mensen tot bijzondere prestaties komen. Rechts is meer gericht op de individuele behoeften.

Midden

Het midden wil beide uitgangspunten respecteren. Een middenpartij kan er linkse en rechtse ideeën op na houden.

Figuur 4.4

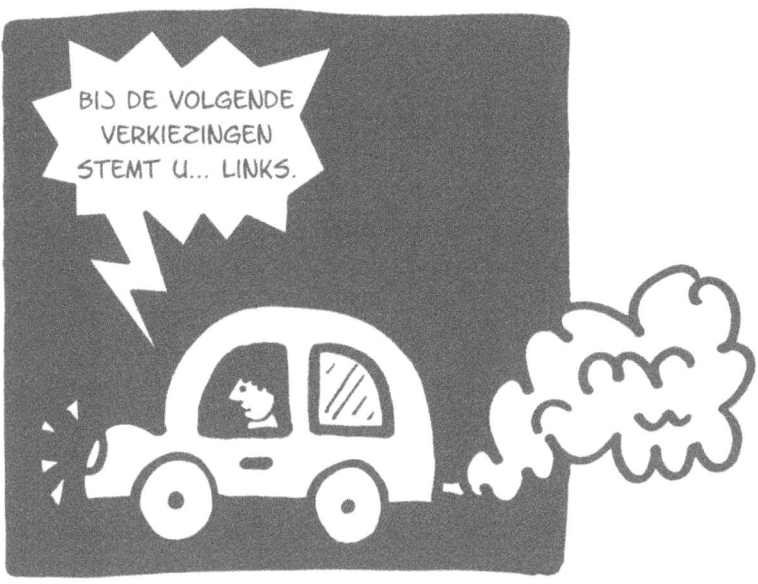

POLITIEKE STROMINGEN

Een politieke stroming wordt gevormd door een groep mensen die dezelfde opvattingen hebben over hoe de maatschappij ingericht moet worden. De belangrijkste stromingen in Nederland zijn:
- Christendemocratie; deze stroming laat zich inspireren door de bijbel. Belangrijke uitgangspunten zijn:
  - rentmeesterschap: de mensen moeten voorzichtig met de aarde omgaan;
  - gerechtigheid en solidariteit;
  - zorgzame samenleving: mensen moeten meer voor elkaar zorgen, meer mantelzorg is nodig;
  - particulier initiatief: mensen moeten niet alles aan de overheid overlaten, maar zelf ook ondernemen.
- Liberalisme; het woord libertas betekent vrijheid. Ieder mens is zelf verantwoordelijk. De overheid moet niet te veel invloed hebben. Dat maakt mensen passief en dan zijn er geen uitdagingen meer. Concurrentie zorgt ervoor dat mensen zich beter inzetten. Het marktmechanisme (het proces van vraag en aanbod) zorgt ervoor dat mensen hun eigen belangen nastreven en dat heeft een goede invloed op het algemeen belang. Alleen in uiterste

noodzaak mag de overheid ingrijpen. Deze houding heeft ook gevolgen voor de gezondheidszorg.
- Socialisme; deze stroming is gericht op gelijkheid. De verschillen tussen arm en rijk moeten zo klein mogelijk worden. Om dat te bereiken, moet de overheid een belangrijke rol spelen. De overheid moet garanderen dat iedereen gelijke kansen heeft op het verwerven van kennis, inkomen en gezondheidszorg.

POLITIEKE PARTIJEN

Het verschil tussen een politieke stroming en een politieke partij is dat een politieke stroming bepaalde opvattingen heeft over hoe de maatschappij ingericht moet worden en op een politieke partij kun je bij de verkiezingen stemmen. Een partij staat echter vaak voor opvattingen die in een bepaalde stroming heersen. Je kunt bij de verkiezingen dus niet gaan stemmen op het liberalisme of het socialisme, maar wel op de VVD of de PvdA.
De politieke partijen in de Nederlandse politiek zijn:
- CDA (Christen-Democratisch Appèl). In 1980 zijn in deze partij de katholieken en protestanten samengegaan. Het CDA hoort bij de christendemocratische stroming. Vanuit het geloof en de bijbel staat het begrip rentmeesterschap centraal. Steeds meer probeert het CDA ook niet-gelovigen en gelovigen uit andere richtingen aan te trekken. Het CDA heeft zowel linkse als rechtse ideeën. Links is dat het CDA solidariteit met de zwakkeren nastreeft. Die solidariteit moet niet alleen uitgaan van de overheid, maar ook van mensen onderling. Rechts is dat de overheid niet te veel invloed moet hebben. Maatschappelijke organisaties (het middenveld) die tussen het individu en de overheid in staan, moeten meer verantwoordelijkheid krijgen.
- PvdA (Partij van de Arbeid). De PvdA hoort bij de socialistische stroming. Vroeger was de PvdA een linkse partij, maar ze is nu naar het midden opgeschoven. De partij was vroeger voor gelijkheid; nu probeert de PvdA de grote inkomensverschillen tegen te gaan. De PvdA wil zo veel mogelijk de verzorgingsstaat intact houden.
- VVD (Volkspartij voor Vrijheid en Democratie). De VVD is een liberale partij en voorstander van vrijheid voor het individu. Ze vinden dat er meer particulier initiatief genomen moet worden. Het marktdenken staat centraal. De overheid mag niet te veel ingrijpen, daar worden mensen maar afhankelijk van. Inkomens-

Figuur 4.5
Keus genoeg!

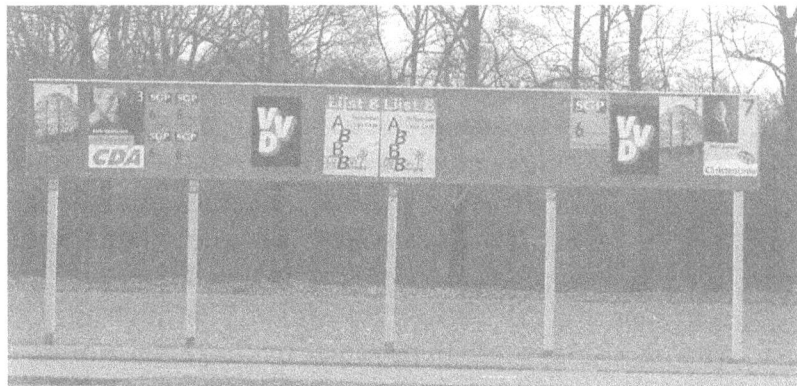

verschillen mogen bestaan. De verzorgingsstaat is volgens de VVD te uitgebreid, daar kan op bezuinigd worden. De verzorgingsstaat moet niet helemaal afgeschaft worden, want de overheid moet wel een sociaal minimum kunnen garanderen. De VVD was een rechtse partij, maar is de laatste tijd opgeschoven naar het midden.
- D66 (Democraten 66). D66 wil niet bij een bepaalde stroming horen. Ze kiezen voor een pragmatische aanpak. De mensen moeten meer invloed krijgen op de politiek, bijvoorbeeld door zelf een nieuwe minister-president en een burgemeester te kiezen. D66 legt de nadruk op vrijheid van de mensen, maar ze willen ook opkomen voor de zwakkeren. D66 is liberaal en socialistisch tegelijk. Een echte middenpartij.
- GroenLinks. Deze partij is in 1990 ontstaan uit verschillende linkse partijen. GroenLinks is een principiële linkse partij. In hun programma ligt een sterke nadruk op het milieu. GroenLinks is tegen kernwapens en tegen kernenergie en vóór de verzorgingsstaat. De overheid moet veel invloed hebben om voor het milieu en de verzorgingsstaat op te komen. Het mag echter niet zo star worden dat de overheid alles beslist.
- SP (Socialistische Partij). De SP is een principiële linkse partij. De SP komt op voor de zwakkeren en vindt dat de rijken meer belasting moeten betalen. De SP wil gratis gezondheidszorg en gratis onderwijs. De SP probeerde mensen aan te trekken die tegen alle andere partijen zijn. Hun leus was: 'Stem tegen, stem SP.' Hun leus is nu: 'Stem voor, stem SP.'
- SGP (Staatkundig Gereformeerde Partij). De SGP vindt dat de overheid ondergeschikt moet zijn aan de kerk. De overheid moet

als dienaar van God overtredingen van Gods wetten tegengaan. Ze zijn principieel tegen passief kiesrecht van de vrouw. Vrouwen mogen wel stemmen, maar niet zelf gekozen worden.
- ChristenUnie. De ChristenUnie erkent Gods heerschappij over het staatkundige leven en vindt dat de overheid door God is gegeven en in zijn dienst staat en dat christenen de verantwoordelijkheid hebben actief te zijn in de samenleving. Zij fundeert haar politieke overtuiging op de bijbel.
- PVV (Partij voor de Vrijheid), de nieuwe loot aan de 'liberale stam'. Geert Wilders splitste zich af van de VVD en richtte een nieuwe partij op. Het hoofdthema van deze partij is de integratie van vreemdelingen en allochtonen in de Nederlandse samenleving. Wilders is bang dat Nederland geïslamiseerd wordt.

Naast deze partijen zijn er belangenpartijen die opkomen voor bijvoorbeeld dieren of ouderen (bij de verkiezingen van 1994 kregen ouderenpartijen zeven zetels). Ze horen niet bij een bepaalde stroming. TON (Trots op Nederland) presenteert zich als een nieuwe beweging en niet als partij.

Van 1994 tot 2002 was er een paars kabinet. De regeringspartijen waren PvdA, VVD en D66 (als je hun partijkleuren mengt, dan krijg je een paarse kleur, vandaar de naam van het kabinet). De paarse kabinetten waren heel pragmatisch. Vanuit principiële standpunten zouden VVD en PvdA nooit tot compromissen kunnen komen.

Pim Fortuyn

Het jaar 2002 was een bewogen jaar in de politiek. De opkomst van Pim Fortuyn was onderwerp van gesprek. Fortuyn slaagde erin om de politiek bij het grote publiek onder de aandacht te brengen. Zelfs de jongeren keken naar de politieke debatten op de tv, waarin politici elkaar persoonlijk aanvielen. Het was spannend geworden. Fortuyn was tegen bureaucratie en tegen schaalvergroting in het onderwijs en de gezondheidszorg. Hij was tegen het misbruik van uitkeringen en tegen het gebrek aan normen en waarden. De achterkamertjespolitiek van de paarse coalitie vond hij verschrikkelijk en

hij hield tirades tegen de islam. Integratie en veiligheid werden belangrijke onderwerpen. In de peilingen werd voorspeld dat hij veel zetels zou krijgen.
Op 6 mei 2002 werd hij doodgeschoten. We waren in Nederland absoluut niet gewend dat bedreigingen en moord politici de mond zouden kunnen snoeren.

Het succes van Fortuyn is een voorbeeld van het populisme. Dat is een politiek die zich niet baseert op brede opvattingen op basis van beginselen, maar op enquêteresultaten, oneliners en pragmatisme. De media nemen binnen het populisme een belangrijke plaats in. De media kunnen politici maken en breken. Steeds meer wordt de vorm belangrijker dan de inhoud. Een politicus die goede ideeën heeft maar geen uitstraling, zal niet zo hoog scoren.

Vaak blijven mensen twijfelen tussen een paar partijen. Voor de landelijke verkiezingen worden door bepaalde instellingen tests ontwikkeld die op internet te vinden zijn (bijvoorbeeld door het Instituut voor Publiek en Politiek te Amsterdam). In zo'n stemwijzer staan vragen als: 'Ben je voor of tegen uitbreiding van Schiphol?' Als je naar aanleiding van verschillende stellingen je mening geeft, komt er aan het eind van de test een voorstel voor een partij uitrollen.

Samenvatting

Nederland is een rechtsstaat. De macht in ons land is opgesplitst zodat niet enkele personen beslissen over velen. De rechten van de burger zijn vastgelegd in de grondwet en er is vrijheid van meningsuiting. Op deze manier wordt het individu beschermd tegen de macht van het bestuur. Nederland hanteert het systeem van de trias politica, de scheiding der machten. De meeste partijen in de Nederlandse politiek kennen hun oorsprong in de grote maatschappelijk politieke stromingen zoals het liberalisme, socialisme/communisme en de christendemocratie. Het gezicht van de oorspronkelijke stromingen verandert voortdurend, maar de basiselementen blijven onaangetast.

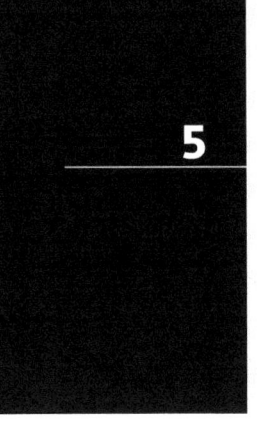

5 Mens en werk

leerdoelen Aan het einde van dit hoofdstuk weet je:
- wat de functie van arbeid is;
- wat je moet doen als je solliciteert;
- wat de functie van het arbeidscontract is;
- welke vormen van medezeggenschap en inspraak er zijn;
- dat er verschillende visies op werk zijn.

In dit hoofdstuk kom je meer te weten over onze samenleving en arbeid. We werken veel en vooral ook lang in de westerse wereld, en arbeid heeft een hoge status. We kijken naar wat het betekent om geen werk te hebben of om vrijwilligerswerk te doen. Natuurlijk behandelt dit hoofdstuk de organisaties die zich met arbeid bezig houden, de vakbonden, werkgevers, het Centrum voor Werk en Inkomen (CWI), en geven we je tips waar je op kunt letten bij het solliciteren. Werken is voor veel mensen een noodzaak, maar geeft toch ook veel plezier: studeer ze!

5.1 Arbeid

De mens werkt. De mens werkt om te kunnen leven. Met een ander woord noemen we dat arbeid. Arbeid is een typisch menselijke bezigheid. Toch ben je als je werkt, niet hetzelfde aan het doen als wanneer je naar een sportclub gaat. Als je sport, lever je natuurlijk ook een prestatie, en het kost zeker inspanning, maar in je baan werk je echt. Bijvoorbeeld in een supermarkt. Dan lever je een bijdrage aan een maatschappelijke behoefte; er is immers behoefte aan jouw werk. Het levert jou iets op (inkomen) en het levert de samenleving iets op (een bepaald product). Je verkoopt bijvoorbeeld artikelen in een winkel of levert een bepaalde dienst (als je de krant bezorgt). Natuurlijk kun je van je hobby je werk maken, maar dat lukt lang niet altijd.

WAAROM ARBEIDEN WIJ?

Arbeid bestaat uit verschillende onderdelen en heeft verschillende functies. Abraham Maslow, een Amerikaanse psycholoog, deed onderzoek en kwam zo tot zijn beroemde behoeftepiramide. Dit is een algemene theorie, die je ook kunt toepassen op (de behoefte aan) arbeid.
Op de vraag waarom je werkt, zegt Maslow: allereerst omdat je fysiologische behoeften hebt: je hebt behoefte aan eten en drinken, aan onderdak, dus werk je om een inkomen te krijgen. Je hebt daarnaast behoefte aan veiligheid en zekerheid, je zoekt een vaste baan, een zeker inkomen. Heb je deze zaken geregeld, dan heb je de behoefte erbij te horen, je wilt collega's en andere sociale contacten en via arbeid kun je die krijgen. Daarom werken veel mensen graag met anderen, ze hebben behoefte aan contact; en als er anderen zijn, willen mensen graag presteren om waardering te krijgen en succes te hebben. Maar eerst moeten de basisbehoeften bevredigd zijn. Volgens Maslow kan een klein percentage van de arbeidende bevolking zichzelf ook echt ontplooien en ontwikkelen. Dan heb je jezelf 'gerealiseerd'.

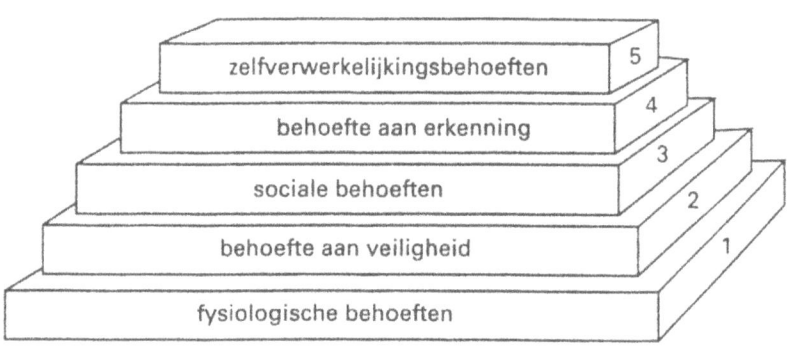

Figuur 5.1
De vijf behoefteniveaus volgens Maslow (bron: Menswetenschappen en communicatie, 1998).

VISIE OP ARBEID

In onze samenleving is arbeid erg belangrijk. De meeste mensen noemen bij een eerste kennismaking na hun naam ook wat ze doen. Want betaalde arbeid staat in onze samenleving in hoog aanzien. De visie die op een bepaald moment op arbeid bestaat, noemen we arbeidsethos.

De agrarische samenleving

In de vroegste tijden jaagden de mannen in de ochtend en visten ze in de middag, de vrouwen zochten naar bessen en andere eetbare vruchten. Iedere familie of dorp kon in de eigen (eerste) levensbehoeften voorzien. Er was dus nog geen sprake van geld, of ruilhandel, laat staan van betaalde arbeid of loondienst. Er was wel sprake van een arbeidsverdeling: de arbeid was verdeeld tussen mannen en vrouwen.
In de agrarische samenleving hebben de mensen zich meer op één plaats gevestigd (agrarisch betekent landbouw). Door op één plaats te blijven, konden ze graan voor brood verbouwen en dieren fokken voor de productie van vlees, huiden en leer. Het gevolg was dat in bepaalde gebieden met gebruik van gespecialiseerde technieken al snel een overproductie ontstond. Er werd meer geproduceerd dan ze zelf nodig hadden. Er ontstond ruilhandel. Ook daar specialiseerden mensen zich en richtten zich op een speciale vorm van arbeid. Zo ontstond door de ruilhandel het beroep van handelaar. Maar graan moet gemalen, dieren moeten geslacht en huiden moeten bewerkt worden. Daarom gingen sommige mensen zich hierop specialiseren. Naast boer of veefokker leverden ze een gespecialiseerde dienst in ruil voor andere goederen of diensten. Door de specialisatie in verschillende beroepen ontwikkelde de maatschappij zich verder. We noemen dit maatschappelijke arbeidsverdeling. Arbeid werd in de agrarische samenleving gezien als een noodzakelijk kwaad, iets wat je moest proberen te vermijden. Zo was het bij de Grieken gebruikelijk om arbeid te laten verrichten door slaven, om zo zelf tijd te nemen voor politiek, wetenschap en kunst. Romeinen werkten ook met slaven, maar zij zagen arbeid niet als werk dat alleen door de slaven gedaan werd.

De agrarisch-ambachtelijke samenleving

Toen meer mensen die hun brood verdienden met niet-agrarische beroepen zich in steden vestigden, nam ook het aantal diensten toe. Er moesten brandweerlieden komen, winkeliers, bankiers, enzovoort. Deze mensen werkten niet langer in de landbouw. Deze beroepen vormen samen de dienstensector. Maar nog steeds werkten in deze tijd veel mensen in de landbouwsector (de eerste of primaire sector).

In de Middeleeuwen ontstonden veel nieuwe beroepen. Een belangrijke rol speelden de gilden, groepen van ambachtslieden met hetzelfde beroep (een ambacht is een beroep dat je uitvoert met je handen). Zo waren de slagers verenigd in het slagersgilde en de wagenmakers in het wagenmakersgilde. Zij zorgden voor een eigen opleiding en als een collega overleed, steunden de overige leden van het gilde de achtergebleven weduwe en kinderen. Een gilde ging het zwartwerken tegen en bood een kwaliteitsgarantie voor hun producten. Uiteindelijk verdwenen veel ambachten door het gebruik van machines en het gildensysteem liet geen ruimte voor eerlijke concurrentie. We kennen in Nederland nog een paar gilden, namelijk de specialistenverenigingen, de notarissen en de advocaten. Dit zijn beroepen in de dienstverlenende sector, met een eigen opleidingstraject, een beroepscode, kwaliteitsnormen en deels vastgestelde prijzen.

In deze periode nam de christelijke visie op arbeid een belangrijke plaats in. Aan de ene kant dachten christenen aan de vloek op arbeid ('in het zweet uws aanschijns zult gij uw brood verdienen', staat in de bijbel). Aan de andere kant werd arbeid gezien als de opdracht van God aan de mens om de aarde te bewerken. We noemen dit het calvinistische arbeidsethos. Rond 1600 wordt deze visie in Nederland erg belangrijk.

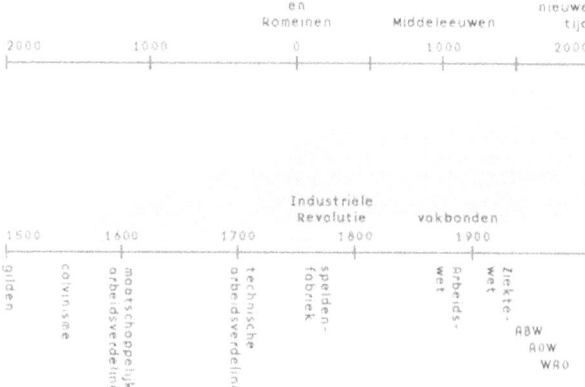

Figuur 5.2
Tijdbalk van de arbeid.

De industriële samenleving

Rond 1750 wordt de stoommachine uitgevonden. Daarmee start de Industriële Revolutie en in hoog tempo volgen er veel veranderingen. Zo neemt de productie van allerlei goederen enorm toe. Met machines kan veel sneller worden gewerkt en massaproductie verlaagt de prijs per product. Er ontstaat een nieuw economisch systeem: het kapitalistische systeem. In dit systeem draait alles om de economische waarde van vraag en aanbod. Deze vorm bestaat nog steeds en vraagt om meer inzet: winst is een belangrijk doel van het kapitalisme. Mensen maken lange dagen en werken voor weinig geld. En de machines zijn hun grote concurrenten.

Er is sprake van een technische arbeidsverdeling in het productieproces: in fabrieken krijgt elke arbeider een eigen taak. De arbeider maakt niet meer het eindproduct zoals de ambachtsman dat deed, maar doet slechts een deel van de productie. De loonarbeid neemt daarmee toe; veel mensen gaan als arbeider werken in een efficiënte organisatie. De uitvinding van de elektriciteit en de lopende band waren de hoogtepunten van deze revolutie in de arbeidsverdeling.

Massaproductie

Vóór de Industriële Revolutie maakte een speldenfabriek met tien arbeiders 240 spelden per dag. Iedere handarbeider knipte zelf het draad, maakte het kopje en sleep een punt aan een speld tot hij handmatig een echte speld had gemaakt. Met de introductie van machines en arbeidsverdeling veranderde dit. Elke arbeider werkte aan een taak. Een man knipte bijvoorbeeld de hele dag alleen draad. Door invoering van ploegendiensten en met een hoog tempo dat bepaald werd door de lopende band, kon de productie van spelden opgevoerd worden tot 48.000 per dag. Dit noemen we massaproductie.

Onder invloed van nieuwe groeperingen in de samenleving veranderde in deze periode ook de visie op arbeid. Arbeid werd gezien als een plicht ('wie niet werkt, zal niet eten'), meer nog dan als een noodzakelijk overlevingsmiddel. Arbeiders zagen arbeid als uitbuiting van hun kracht en organiseerden zich in vakbonden om op te komen voor hun rechten. Het kapitalisme waarin de economie over de mens gaat heersen kreeg veel kritiek.

De postindustriële samenleving

De postindustriële samenleving wordt ook wel de dienstverlenende of technologische samenleving genoemd. De meeste beroepen vind je namelijk in de dienstverlenende sector. In de negentiende en twintigste eeuw komen nieuwe technologieën tot ontwikkeling en in dezelfde periode verandert ook de visie op werk. Door de welvaart kunnen uitkeringen betaald worden en kunnen mensen het idee hebben dat arbeid niet noodzakelijk is of dat een uitkering loon van de samenleving is voor een bepaalde hoeveelheid 'onbetaald werk'.
In de jaren zestig en zeventig van de vorige eeuw kwamen er in het sociale systeem veel nieuwe vormen van uitkeringen bij (bijv. de WAO in 1967) en veranderde de visie op werk. Er werd gedacht dat je moest werken om je als individu te ontplooien. Zonder (betaald) werk ben je volgens die visie geen volwaardig onderdeel van de samenleving. Maar je zag in dezelfde tijd ook mensen kiezen voor een uitkering plus vrijwilligerswerk. Arbeid wordt door beide groepen gezien als een recht om je te ontplooien, een recht waarvoor je kunt kiezen.

In de huidige maatschappij is betaalde arbeid belangrijk geworden, ook omdat er meer werk is dan mensen. En we werken harder en harder: tussen 2000 en 2006 werkten niet alleen mannen steeds harder en maakten zij veel overuren, ook 10% meer vrouwen zijn regelmatig overuren gaan maken (Bron: CBS, 2007). Ondanks het vele overwerk en onze hoge arbeidsproductiviteit per werknemer neemt de vraag naar arbeidskrachten in Nederland toe. Dus laten we in ons land veel mensen uit landen van de Europese Unie werken omdat veel Nederlanders dit werk te zwaar of te vies vinden, of omdat er geen mensen voor te vinden zijn. De arbeidsmarkt is duidelijk overspannen: er is meer aanbod van werk dan vraag naar arbeid. Het is gemakkelijk om werk te vinden, al moet je even zoeken voordat je de baan van je leven hebt.

5.2 Werk zoeken

CENTRUM VOOR WERK EN INKOMEN EN UITZENDBUREAUS

In Nederland kennen we twee circuits die zich bezighouden met het aanbod van banen: uitzendbureaus en Centra voor Werk en Inkomen (CWI's).

Een uitzendbureau is een commercieel bureau dat zich richt op tijdelijk werk. Het bemiddelt daarvoor tussen jouw werkkracht en de vraag van een werkgever. Omdat een werkgever iemand slechts tijdelijk nodig heeft, neemt het uitzendbureau iemand voor die periode in dienst. In sommige gevallen kan men in vaste dienst van een uitzendorganisatie komen. Het is dus niet alleen voor vakantiebaantjes interessant, ook als tijdelijk werknemer kun je een beroep doen op een uitzendbureau. In de Wet Flexibiliteit en Zekerheid (de zogenoemde flexwet) wordt onder meer geregeld dat als iemand anderhalf jaar onafgebroken bij een uitzendorganisatie werkt, deze organisatie de werknemer een vast contract moet aanbieden. Als je drie maanden niet voor een bepaald bureau hebt gewerkt, verlies je je rechten op een vaste aanstelling. Er bestaat ook een collectieve arbeidsovereenkomst (cao) voor uitzendkrachten. Daarin zijn zaken vastgelegd als recht op vakantietoeslag en andere arbeidsvoorwaarden. Later in dit hoofdstuk leggen we dat verder uit.

Een Centrum voor Werk en Inkomen bemiddelt ook op de banenmarkt, maar richt zich als overheidsinstantie vooral op diensten als begeleiding in de keuze van een werkgever, helpen bij solliciteren en programma's voor omscholing. De Nederlandse overheid geeft veel geld aan deze bureaus om zo de werkloosheid tegen te gaan. Als je een werkloosheidsuitkering wilt aanvragen, moet je bij een CWI als werkzoekende staan ingeschreven.
Een CWI heeft niet als eerste doel aan de werkkracht van de ingeschrevenen te verdienen. Het doel van deze organisatie is mensen een plaats te geven op de arbeidsmarkt, die vaak erg ondoorzichtig is en getekend wordt door felle concurrentie. Andere manieren om een baan te zoeken zijn reageren op personeelsadvertenties of het schrijven van een open sollicitatie; ook kun je gebruikmaken van je netwerk. Tegenwoordig wordt dit laatste gezien als de beste manier van een baan vinden. Tussen jou en je relaties liggen andere relaties

en contacten. We noemen al die verbindingen een netwerk. Je kunt bijvoorbeeld via Hyves aan je vrienden laten merken dat je een baan zoekt, of je zet je cv op een sollicitatiewebsite. Je kunt eens bij oude werkgevers langsgaan om te laten merken dat je geïnteresseerd bent. Ook een stageplek kan onderdeel van je netwerk worden.

Figuur 5.3
Het Centrum voor Werk en Inkomen.

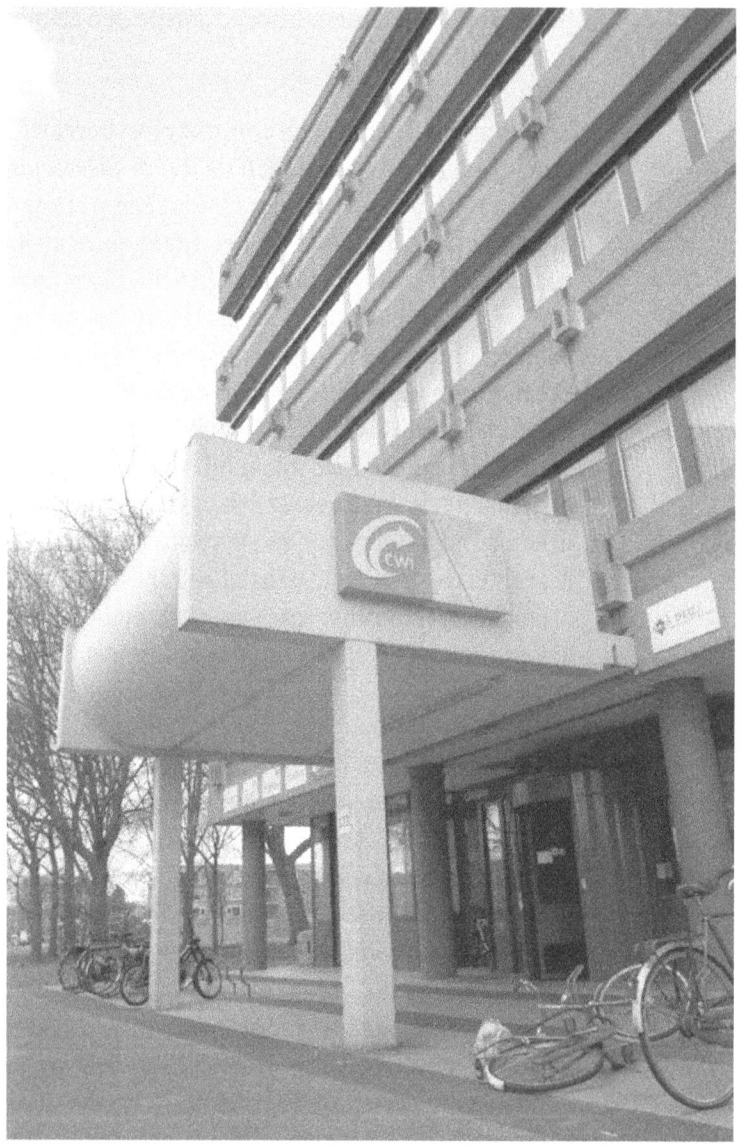

EEN WW-UITKERING

Het CWI heb je ook nodig wanneer je een beroep moet doen op de Werkloosheidswet. De Werkloosheidswet (WW) is de laatste jaren sterk veranderd. De hoogte van je uitkering (70-75% van je laatste loon, niet hoger dan ongeveer 2600 euro bruto) hangt af van je arbeidsverleden. Grofweg heb je per gewerkt jaar recht op één maand uitkering. De maximale duur van de WW bedraagt 38 weken, daarna kom je in de bijstand.

Je krijgt geen WW-uitkering bij ontslag op staande voet of wanneer je zelf ontslag genomen hebt en er geen noodzaak was. Nieuw is sinds enige jaren dat je geen bezwaar hoeft te maken tegen de beslissing van je ex-werkgever; je kunt zelfs afspraken met hem maken. Iemand die ontevreden is in zijn baan kan bijvoorbeeld scholing krijgen in een andere baan en de oude baan verlaten. Dan heeft hij enkele maanden de tijd om de studie af te ronden en over te stappen naar een nieuwe functie bij een andere werkgever.

Het Uitvoeringsinstituut werknemersverzekeringen (UWV) keert, na behandeling van je zaak bij het CWI, de WW uit.

SOLLICITEREN

Bij een sollicitatiegesprek laat je je natuurlijk van je beste kant zien, maar er gaat meestal iets aan vooraf: de sollicitatiebrief. Veel mensen die als assistenten in de gezondheidszorg werken, vinden het moeilijk om zich schriftelijk te presenteren. In onze maatschappij is de geschreven brief toch een belangrijke communicatievorm. Aan een brief kan een toekomstig werkgever bijvoorbeeld al zien of je in staat bent zijn correspondentie met anderen zorgvuldig te verzorgen. Je sollicitatiebrief is onderdeel van de eerste selectie.

In een sollicitatiebrief moet je op de volgende zaken letten:
- Noteer eerst aan wie je de brief verstuurt, met het (bedrijfs)adres.
- Leg in de eerste alinea uit om welke vacature het gaat.
- Motiveer vervolgens waarom je deze baan graag wilt hebben.
- Beschrijf je opleiding en ervaring die relevant is voor deze vacature.
- Gebruik een slotzin waarin je aangeeft open te staan voor een nader gesprek.
- Sluit de brief af met je handtekening en je naam met volledig adres en telefoonnummer.

Voeg er altijd een CV bij (een Curriculum Vitae, je levensloop) met je persoonlijke gegevens, je opleiding en ervaring. Noem eventueel ook je hobby's of andere zaken die van belang kunnen zijn. Sommige bedrijven en instellingen werken graag met gemailde brieven: zoek dus eerst uit hoe ze een brief willen ontvangen. Je kunt na het versturen na twee weken vragen of jouw brief al is behandeld.
Zorg voor een verzorgde schrijfstijl en spelling. Laat je brief ook eens door een ander lezen. Een sollicitatiebrief is een visitekaartje en de eerste indruk die je mogelijke werkgever van je krijgt. Je kunt aan zo'n brief nooit genoeg aandacht besteden.

5.3 Het arbeidscontract tussen werkgever en werknemer

DE ARBEIDSOVEREENKOMST

Afspraken die je met iemand maakt, maak je vaak mondeling en op basis van vertrouwen. Bij sommige zaken is het beter als je iets op papier zet. Als er later onenigheid ontstaat over de gemaakte afspraken, kunnen anderen er een objectief oordeel over geven. Voordat je dus met een nieuwe baan begint, worden de gemaakte afspraken op papier gezet. Beide partijen ondertekenen deze overeenkomst. Werkgever en werknemer gaan door het zetten van een handtekening akkoord met de wederzijdse verantwoordelijkheden zoals die in het contract vermeld staan.
Het arbeidscontract tussen werknemer en werkgever noemen we een individuele arbeidsovereenkomst; beiden zijn afspraken overeengekomen, zoals over de beloning, over de werktijden en over het aantal vakantiedagen. Er zijn tijdelijke arbeidscontracten, contracten van onbepaalde duur en nul-urencontracten. Bij de laatste krijg je een contract voor onbepaalde tijd zonder een urengarantie. Doorbetaling bij ziekte of een vakantietoeslag is met dit laatste contract van toepassing. De oproepkracht is letterlijk oproepbaar voor een klus, zonder andere verplichtingen.
Tegenwoordig worden veel flexibele, tijdelijke arbeidscontracten afgesloten. Deze vorm geeft de werkgever veel voordelen. Je kunt gemakkelijker ontslagen worden en de werkgever hoeft je alleen in te huren als hij je nodig heeft. De Flexwet geeft werknemers recht op een vaste aanstelling als ze langer dan anderhalf jaar bij een werkgever in dienst zijn. Zo wordt de werknemer beschermd tegen

een lange tijd van lage beloning en onzekerheid, en wordt tegelijkertijd de grote (ontslag-)vrijheid van de ondernemer/werkgever begrensd.

Arbeidsvoorwaarden

In een arbeidscontract staan ook de arbeidsvoorwaarden vermeld. Dit zijn de voorwaarden waarmee en waaronder het werk wordt gedaan. Er zijn twee soorten arbeidsvoorwaarden:
- primaire arbeidsvoorwaarden: afspraken die betrekking hebben op het loon en de werktijden;
- secundaire arbeidsvoorwaarden: afspraken over andere zaken die het werk betreffen, bijvoorbeeld werkkleding, vergoedingen, opleiding.

Susanne heeft zich aangemeld bij een plaatselijk uitzendbureau dat gespecialiseerd is in de gezondheidszorg. Na enkele invalbaantjes krijgt zij na een jaar een baan bij een gezondheidscentrum. Er is sprake van een echte vacature, ze moet dus solliciteren, maar dat is gezien haar ervaring geen probleem. Eerst heeft ze te maken met de wettelijk vastgestelde proeftijd van twee maanden. Gelukkig bevalt het werk haar goed, ook de werkgever is tevreden en de proeftijd wordt omgezet in een vast contract voor onbepaalde tijd. Ze werkt er al een aantal jaren en heeft veel plezier in haar baan, totdat dokter G. de praktijk overneemt. Op de een of andere manier lopen de dagelijkse zaken anders dan daarvoor en Susanne voelt zich er steeds onprettiger bij. De dokter vraagt haar vaak over te werken en de spanning bij Susanne neemt toe. Uiteindelijk wordt ze ziek en meldt dat aan haar werkgever. Omdat haar werkgever ontevreden is over deze ziekmelding (hij vraagt zich af of ze wel echt ziek is), zegt hij haar ontslag aan en vraagt hij goedkeuring hiervan aan bij het CWI.

WERKGEVERS EN WERKNEMERS

Werkgevers willen met het werk van de werknemers onder andere geld verdienen. Beide partijen weten dat ze afhankelijk zijn van elkaar. Daarom sluiten werknemers en werkgevers op landelijk

niveau ook contracten af. Ze spreken bijvoorbeeld per bedrijfstak af hoeveel uren er per week gewerkt mag worden of hoeveel de lonen omhoog gaan. We noemen zo'n landelijke afspraak een collectieve (gezamenlijke) arbeidsovereenkomst, afgekort cao. Er bestaan verschillende cao's, bijvoorbeeld voor de gezondheidszorg, de welzijnssector en voor de ziekenhuissector. Alle bedrijven binnen deze bedrijfstak moeten zich aan dit akkoord houden.
In een cao hebben verschillende groepen werknemers (de vakbonden, of categorale bonden) afspraken vastgelegd met de werkgevers, vaak voor een periode van twee jaar. De overheid bemoeit zich ook met de onderhandelingen. De overheid, de werkgevers en de werknemers worden samen de sociale partners genoemd.

VAKBONDEN

De drie grote vakcentrales van werknemers zijn de FNV, de CNV en de MHP. Dit worden centrales genoemd omdat verschillende vakbonden hierin centraal samenwerken en hun krachten bundelen. Tot de FNV behoren onder meer de FNV Bouw, de AOB (voor docenten), de FNV Bondgenoten (dienstverlening) en de AbvaKabo (voor ambtenaren). Tot de CNV horen bijvoorbeeld de Hout- en Bouwbond CNV, de CNVO (O van onderwijs) en de CNV Publieke Zaak.
Daarnaast zijn er ook nog allerlei zelfstandige vakbonden die ook mee mogen praten bij cao-onderhandelingen in een bepaalde bedrijfstak. Men gebruikt dan vaak het woord 'categorale vakbonden', vakbonden die in een bepaalde categorie werkzaam zijn. Een voorbeeld is NU91 voor verpleegkundigen, dit is zowel een vakbond als een vereniging.

Doktersassistenten, apothekersassistenten en tandartsassistenten hebben eigen verenigingen, maar worden bij landelijke cao-onderhandelingen vertegenwoordigd door de grote vakbonden (de FNV/AbvaKabo, de CNV Publieke Zaak en de MHP/Unie). Bij het CNV hebben tandartsassistenten een eigen organisatie (zie www.tandartsassistenten.nl) die onder de CNV-bond Publieke Zaak valt.
De VAZ, de Vereniging van Apothekersassistenten in Ziekenhuizen, staat inmiddels ook open voor andere apothekersassistenten en behartigt alle belangen van deze beroepsgroep. De onderhandelingen met de werkgevers doet zij weer in groter verband met de Unie, Zorg en Welzijn (aangesloten bij de MHP).

Figuur 5.4
Een cao wordt jaarlijks of om de twee jaar afgesloten. Er worden bepalingen over de uitvoering van de Arbowet in opgenomen.

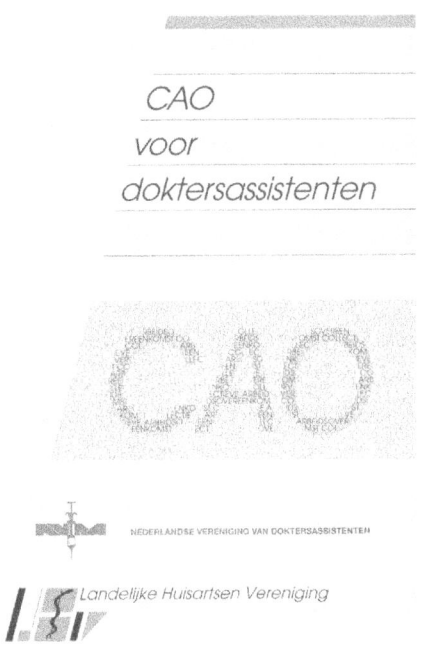

Bij de laatste onderhandelingen rond de cao huisartsenzorg voor doktersassistenten en geldend tot 2009, waren de AbvaKabo, de CNV Publieke Zaak en de Nederlandse Vereniging van Doktersassistenten aan de ene kant, en de Huisartsenvereniging LHV en VHN (Vereniging Huisartsenposten Nederland) aan de andere kant betrokken.

De werkgevers kennen ook twee grote verenigingen, de VNO-NCW en MKB Nederland. Je ziet ze vaak in het nieuws. Voor de gezondheidszorg is de NZF, de Nederlandse Zorgfederatie de grootste werkgeversorganisatie. Natuurlijk zijn er ook organisaties voor de verschillende beroepsgroepen. Zo is er de Landelijke Huisartsen Vereniging (de LHV), de Koninklijke Nederlandse Maatschappij tot bevordering van de Pharmacie (KNMP), de NMT (Nederlandse Maatschappij tot bevordering der Tandheelkunde) en de ANT (Associatie Nederlandse Tandartsen).

5.4 Medezeggenschapsraad en ondernemingsraad

Elk bedrijf of organisatie kent een inspraakorgaan dat gevormd wordt door de werknemers van die organisatie. Een werknemer kan via de ondernemingsraad of personeelsvertegenwoordiging invloed uitoefenen op het beleid van het bedrijf waar hij werkt. De ondernemingsraad behartigt de belangen van de werknemers en overlegt over personeelsbelangen en ondernemingsbeleid.

De ondernemingsraad heeft een aantal bevoegdheden. Ook kan zij een achterbanoverleg regelen of de directie uitnodigen voor een gesprek. De vier bevoegdheden van een OR zijn:

1 Adviesrecht: bij belangrijke beslissingen over bijvoorbeeld het milieu, het aanstellen van bestuurders, organisatorische zaken en dergelijke moet de directie de OR om een advies vragen.
2 Instemmingsrecht, voor zaken als:
   - het vaststellen, wijzigen of intrekken van regelingen voor werktijden, vakantie, arbeidsomstandigheden, personeelsopleidingen, personeelsbeoordelingen;
   - regels voor het aanstellen, bevorderen of ontslaan van werknemers;
   - een beloningssysteem of functiewaarderingssysteem;
   - een personeelvolgsysteem of registratiesysteem;
   - de registratie van omgang met en bescherming van persoonsgegevens;
   - regelingen voor ziekteverzuim.
3 Initiatiefrecht: de OR kan ongevraagd advies geven over allerlei zaken.
4 Recht op informatie: de werkgever is verplicht om de raad alle mogelijke informatie te geven die voor het functioneren van de OR van belang is. Jaarverslagen, beleidsplannen en de jaarrekening moeten overlegd worden. Bij die informatie hoort, bij grote bedrijven met meer dan 100 werknemers, sinds enige tijd ook openheid over de salarissen van de directie, bestuurders en toezichthouders van de bestuurders.

> Apotheker M. te H. wil zijn werknemer deel laten nemen aan een cursus. Het liefst zou hij dat op een zaterdag plannen, want er is in zijn apotheek met zes assistentes sprake van onderbezetting. Omdat Jamilla, de oudste assistente, hierover graag de mening van de anderen wil horen, en met hun werkgever erbij, stelt zij voor een Personeelsvertegenwoordiging op te zetten die hierover formeel met apotheker M. in gesprek gaat. Eigenlijk vindt iedereen dat je niet op je vrije dag naar een cursus zou moeten, tenzij je dit kunt compenseren op een

andere dag. En zo wordt het na overleg ook afgesproken: iedereen doet mee en wordt gecompenseerd. Apotheker M. heeft zelfs het advies overgenomen om het vervoer te regelen naar het scholingsinstituut.

Werkgevers kunnen een advies negeren, maar bij instemming hebben zij de goedkeuring van de OR en dus het personeel nodig. En bij een conflict tussen de OR en de werkgever kunnen andere instanties betrokken worden (zoals de rechter).

Personeelsvertegenwoordiging

Elke onderneming met minstens vijftig werknemers moet een ondernemingsraad hebben, de OR. Zij vormt de personeelsvertegenwoordiging. Ondernemingen met tien tot vijftig werknemers kunnen vrijwillig een ondernemingsraad opzetten. Als ze geen ondernemingsraad willen, kunnen ze een personeelsvertegenwoordiging (de PV) instellen.
Een personeelsvertegenwoordiging is verplicht als de meerderheid van de werknemers daarom vraagt. Er zitten minimaal drie werknemers in deze commissie en zij worden door een geheime stemming door de werknemers gekozen. Ook kleine ondernemingen, met minder dan tien werknemers, kunnen via een PV meepraten over de arbeidstijden van de organisatie. In een onderneming met tien tot vijftig werknemers die geen OR of PV heeft, moeten verplicht personeelsvergaderingen gehouden worden. Een personeelsvergadering heeft alleen adviesrecht over belangrijke beslissingen. Deze vergadering moet (minimaal) twee maal per jaar onder werktijd gehouden worden.
(Bron: ministerie van Sociale Zaken en Werkgelegenheid)

In het onderwijs heet de ondernemingsraad medezeggenschapsraad (MR). Hierin zitten ook ouders. De MR heeft minder bevoegdheden dan een OR. Op termijn wil de overheid deze raden omvormen tot ondernemingsraden.

5.5 Werkloosheid

SOORTEN WERKLOOSHEID

Er is sprake van werkloosheid als het aanbod van arbeid kleiner is dan de vraag naar arbeid. Er zijn verschillende vormen van werkloosheid:
- Structurele werkloosheid is blijvend omdat de vraag naar bepaalde producten of diensten verdwijnt. Met de komst van de kleurentelevisie nam de werkloosheid onder de bouwers van zwartwit-televisies bijvoorbeeld toe. Veel van deze werkloosheid ontstaat doordat bedrijven hun productie verplaatsen naar het buitenland of hun personeel inkrimpen na introductie van meer machines.
- Conjuncturele werkloosheid is een tijdelijke werkloosheid die ontstaat doordat de vraag naar bepaalde goederen of diensten wegvalt. Als de economie weer aantrekt, neemt deze werkloosheid ook weer af. Als de lonen stijgen, neemt ook de vraag naar luxe artikelen toe; dan koopt men eerder een nieuwe tv of krijgen de restaurants meer omzet.
- In de winter zijn strandrestaurants overbodig, evenals Italiaanse ijsboeren. In zo'n periode ontstaat seizoenswerkloosheid. Dit is een tijdelijke maar altijd terugkerende vorm van werkloosheid.
- Bij frictiewerkloosheid is er sprake van een tijdelijke frictie of wrijving tussen vraag en aanbod op de arbeidsmarkt, bijvoorbeeld als iemand een bijscholing volgt of gaat verhuizen en nog geen nieuwe baan heeft gevonden. Zo is er in juni, als er veel leerlingen van school komen die een baan zoeken, altijd een stijging van de werkloosheid te constateren.

Marja, assistente in de tandartspraktijk van tandarts G., meldt zich ziek om aan te geven dat zij haar werksituatie niet prettig vindt. Gelukkig wordt ze wel doorbetaald door haar werkgever en ontvangt ze hetzelfde salaris als toen ze werkte. Ze heeft het er wel moeilijk mee dat ze eigenlijk niet echt ziek is, maar dit lijkt haar de beste oplossing. Ze neemt contact op met haar vakbond met de vraag hoe ze dit verder moet aanpakken. Mag de tandarts haar zo veel laten overwerken terwijl haar collega veel minder overwerk hoeft te doen? Inmiddels heeft haar werkgever via de arbodienst vernomen dat Marja niet echt ziek is en vraagt hij bij het CWI ontslag voor haar aan. Marja accepteert na veel wikken en wegen dit ontslag en krijgt nu te maken met een werkloosheiduitkering. Maar dat vindt ze wel goed: nu kan ze alles op een rijtje zetten en rustig uitkijken naar een nieuwe baan. En vooral naar een nieuwe baas.

GEVOLGEN VAN WERKLOOSHEID

Een belangrijk nadeel van werkloos zijn is het gevoel van buitensluiting. Iedereen spreekt op verjaardagen over de drukte op zijn werk en de werkloze kan op dat moment daar niet over meepraten. Werklozen voelen zich dan al snel afgeschreven en buitengesloten. Een laag inkomen is in zo'n geval minder erg. Het beeld dat mensen van werklozen hebben, heeft ook alles te maken met het arbeidsethos, de visie op werk en de normen en waarden die betrekking hebben op arbeid.
Naast dit sociale gevolg van werkloosheid is er natuurlijk ook een financieel gevolg. Na verloop van tijd ontvangt een werkloze nog maar zeventig procent van het laatstverdiende loon. Voor mensen die onder het sociale bestaansminimum dreigen te komen, is er de bijstand, een door de overheid verstrekt basisinkomen. Dit is het laatste vangnet.

BESTRIJDING VAN WERKLOOSHEID

De Nederlandse overheid heeft veel geld over voor een gezonde arbeidsmarkt. Bestrijding van werkloosheid, vooral onder langdurig werklozen en onder bepaalde groepen werklozen, heeft de aandacht. De zogenoemde achterstandsgroepen bestonden vroeger uit allochtonen, vrouwen, mensen met een handicap, jongeren en ouderen. Tegenwoordig richten CWI's zich voornamelijk op de zogenoemde minderheden en de langdurig werklozen. Omdat de economie zich de laatste jaren positief ontwikkelt, hebben de andere groepen geen speciale aandacht meer nodig. Toch zijn er enkele regelingen die bepaalde groepen stimuleren de arbeidsmarkt te betreden. Zo is er een arbeidsplicht voor bijstandsmoeders met kinderen ouder dan vijf jaar en kunnen werkgevers subsidie krijgen voor het in dienst nemen van mensen met een lichamelijke beperking.

Figuur 5.5
In hoeverre is iemand om te scholen?

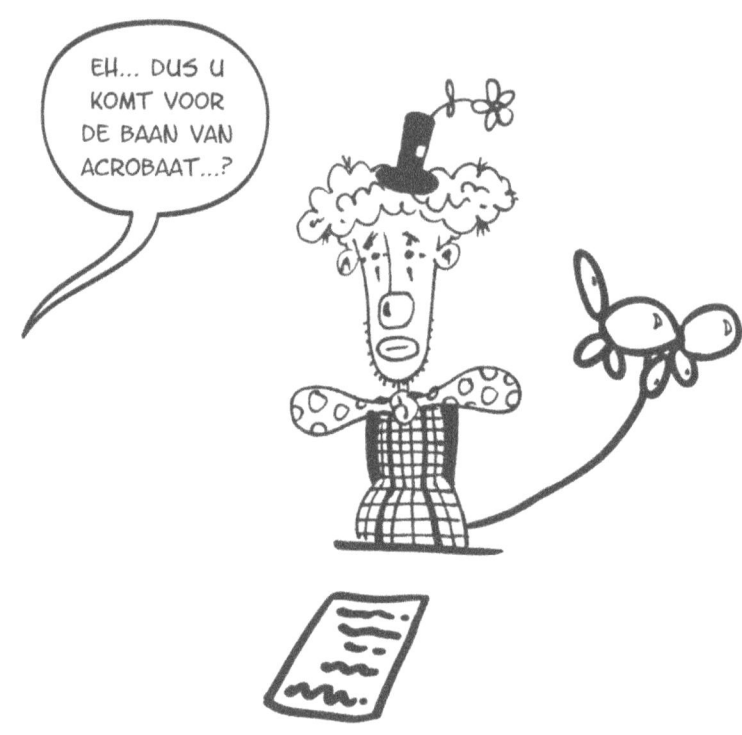

5.6 Vrijwilligerswerk, vrije tijd en privé-leven

Ruim vier miljoen Nederlanders doen vrijwilligerswerk. Het cijfer ligt al jaren rond de 35% van de volwassen bevolking, al is het de laatste tien jaar vooral bij mannen gedaald. De definitie van vrijwilligerswerk is zeer breed. Een website op internet laat zien dat er veel aspecten aan vrijwilligerswerk zitten: kijk op de website http://www.civiq.nl/draaischijf. Al die aspecten kunnen onderling verschillen: het ene vrijwilligerswerk is geheel onbetaald, bij ander werk krijg je een onkostenvergoeding; het ene vrijwilligerswerk is vast, met taken en verplichtingen, ander werk is geheel vrijwillig. En er zijn ook tussenvormen denkbaar (bijvoorbeeld vrijwilligerswerk met vaste taken die je in de eigen tijd uitvoert zonder een vrijwilligerscontract).

Er is in Nederland een vrijwilligersorganisatie die opkomt voor de belangen van de vrijwilligers: Vereniging NOV (Nederlandse Organisaties Vrijwilligerswerk, www.nov.nl). De laatste jaren wordt er ook veel onderzoek gedaan naar vrijwilligers. Daaruit blijkt dat de vrijwilliger belangrijk is in onze samenleving. Zo bleek uit onderzoek, gedaan eind 2007, dat kleine sportverenigingen minder moeite hadden om vrijwilligers te vinden dan grotere organisaties.

PARTICIPATIE EN REDENEN

Niet iedereen doet vrijwilligerswerk. Er zijn duidelijke verschillen te zien tussen allochtonen en autochtonen, tussen ouderen en jongeren en tussen mensen met een betaalde baan en mensen zonder een betaalde baan (met of zonder uitkering). Ook kiezen mensen die tussen de 35 en 45 jaar oud zijn eerder voor vrijwilligerswerk in de school en kiezen jongeren meer dan ouderen voor vrijwilligerswerk bij een sportclub. Vrijwilligerswerk heeft kennelijk ook iets met je leeftijdsfase te maken. De laatste jaren is het vrijwilligerswerk informeler geworden: mensen helpen liever een familielid of buurtbewoner dan een organisatie.

De redenen om vrijwilligerswerk te doen, zijn ook onderzocht. Al jaren staat aan top: 'dit werk geeft plezier, het is leuk om te doen'. Als goede tweede: 'ik doe dingen waar ik goed in ben'. Daarna volgt het opdoen van levenservaring, ervoor gevraagd zijn of nuttige ervaringen willen opdoen. Ook 'sociale contacten opdoen' en 'omdat het nodig is' zijn redenen om vrijwilligerswerk te doen.

Het aantal jongeren dat een bijbaantje neemt, is gestegen en dat is de belangrijkste reden voor scholieren om geen vrijwilligerswerk te doen. Misschien willen jongeren wel meer dan vroeger genieten van hun vrije tijd die ze toch al over veel zaken moeten verdelen. Toch zijn er nog veel jongeren actief in het vrijwilligerswerk, het percentage ligt ergens tussen de twintig en dertig procent. Jongeren doen hun vrijwilligerswerk vooral bij school, sport, kerk of moskee. En meisjes doen meer vrijwilligerswerk dan jongens.

> **De maatschappelijke stage**
> In Nederland zal vanaf 2011 sprake zijn van een (verplichte) maatschappelijke stage. Jongeren van de middelbare school zullen tijdens schooltijd enige tijd vrijwilligerswerk gaan doen, bijvoorbeeld in verzorgingshuizen, bibliotheken, maatschappelijke organisaties of in de sfeer van de vrije tijd (sport, jongerenwerk enz.). Uit onderzoek blijkt dat de voorkeur van

jongeren uitgaat naar het werken bij sportorganisaties en het werken met dieren. Scholen werken bij het invullen van de verplichte 72 uur maatschappelijke stage vaak samen met vrijwilligerscentrales, organisaties die bemiddelen tussen de geïnteresseerde en de organisatie die een vrijwilliger zoekt. Meer informatie is te vinden op:
www.maatschappelijkestages.nl.

DE VERSCHUIVING VAN WERK EN PRIVÉ

In de westerse wereld vinden we arbeid erg belangrijk en de overheid doet er alles aan om werkloosheid tegen te gaan. Er wordt tegenwoordig van de werknemer verwacht dat hij zijn eigen loopbaan stuurt. Steeds meer bedrijven en organisaties vragen hun werknemer een eigen ontwikkelprogramma bij te houden. Dit plan wordt regelmatig met de werkgever besproken in een functioneringsgesprek. Ook verschuift, bijvoorbeeld door de mogelijkheden van de techniek (e-mail), de grens tussen privé en werk. We werken steeds meer in overuren en ook thuis houden we vaak contact met het werk. Bedrijven haken slim in op de veranderende grens tussen werk en privé. Daarom wordt het steeds belangrijker om op het werk de eigen grenzen aan te geven.
Bedrijven organiseren uitjes en verrassingen voor hun werknemers. Zaken die best veel mogen kosten en die ook veel opleveren: een betere sfeer op de werkvloer, meer aandacht voor elkaar en de persoon achter de functie, teamwork.

Samenvatting

Naast de belangrijke functie die werk in onze westerse samenleving heeft, blijven mensen ook andere keuzen maken. Er zijn mensen die plezier belangrijker vinden dan geld, en vrije tijd hoger achten dan een volledige baan. Die keuzen komen voort uit een bepaalde visie op arbeid. De betekenis die wij aan arbeid toekennen noemen we arbeidsethos. De normen en waarden over en de visie op werk en werkloosheid veranderen voortdurend. In de twintigste eeuw veranderde er veel in de wetgeving rond arbeid en werk. De opkomst van de vakbeweging en andere politieke inzichten maakten dat de werknemer meer invloed kreeg op zijn positie in het bedrijf of organisatie. De overheid ging zich steeds meer bemoeien met zaken rond het arbeidsproces. Gezondheid en ontplooiing, ook in je werk, worden hoog gewaardeerd. Ook zijn er veel mensen die vrijwilligerswerk verrichten.

6 Verzorgingsstaat en sociale zekerheid

leerdoelen Aan het eind van dit hoofdstuk weet je:
- wat de verzorgingsstaat inhoudt;
- welke rol solidariteit speelt binnen de verzorgingsstaat;
- wat sociale zekerheid is;
- welke wetten en regelingen er binnen de sociale zekerheid zijn;
- wat Arbowetgeving is;
- dat de verzorgingsstaat veel geld kost;
- wat de begrippen vergrijzing en ontgroening inhouden;
- wat het verband is tussen de versobering van de verzorgingsstaat en de vergrijzing;
- wat de gevolgen van de vergrijzing zullen zijn.

Een apotheek in het oude noorden van Rotterdam heeft het razend druk. In de buurt wonen naar verhouding veel oudere mensen met een smalle beurs. Ze zijn afhankelijk van een uitkering of een klein pensioen. Voor weduwen met een nabestaandenuitkering is het helemaal geen vetpot. Al deze mensen zorgen voor een groeiend medicijngebruik. Daarnaast maken deze Rotterdammers van hun hart geen moordkuil, ze vertellen de mensen achter de balie regelmatig wat hen dwars zit. Dat kost de nodige tijd, energie en sociale vaardigheden om op een vriendelijke manier de volgende klant te kunnen helpen.

6.1 De verzorgingsstaat

VAN NACHTWAKERSSTAAT NAAR VERZORGINGSSTAAT

Het is in Nederland zo vanzelfsprekend:
- Je breekt je enkel en binnen een halve dag lig je in een zieken-

huis, gezondheidscentrum of polikliniek en de rekening wordt betaald door de ziektekostenverzekering.
- Als er een baby wordt geboren, ligt er binnen een week een folder van een landelijke bank op de mat waarin de verzorgers van de nieuwe wereldburger aangespoord worden nu al te sparen zodat het kind over twintig jaar zonder problemen kan studeren.
- Ben je zeventig jaar en alleen en wil je gezelschap? In het buurthuis zorgt de opbouwwerker voor een potje klaverjassen op donderdag.

We zijn de laatste 25 jaar bijna geheel verzorgd, van de wieg tot aan het graf. Wij leven in een (tegenwoordig weliswaar wat sobere) verzorgingsstaat. Voordat de verzorgingsstaat gestalte kreeg, kende men in Nederland een maatschappijtype dat bekend stond als 'de nachtwakersstaat'. De overheid hield zich alleen bezig met het tegengaan van eventuele rampen en zorgde voor orde. De burgers zorgden voor zichzelf. Ingrijpen in de maatschappelijke werkelijkheid was niet een taak van de staat.

De overgrootouders van de studenten van nu hebben het ontstaan van de verzorgingsstaat nog meegemaakt. Aan het einde van de negentiende eeuw, toen de Industriële Revolutie volop op gang was, kreeg Nederland te maken met een groeiende groep arbeiders. Binnen korte tijd veranderde het overwegend agrarische Nederland in een ander soort samenleving. Door mechanisatie van de landbouw kwam er veel arbeidskracht vrij die ingezet werd in de fabrieken rond de grote steden.

Er ontstond een trek naar de grotere steden, met alle gevolgen van dien. De steden waren niet voorbereid op de grote toevloed van mensen. Er waren grote problemen bij het huisvesten van mensen, bij het aan werk helpen of zelfs maar in leven houden als ze ziek waren. Hygiëne was in die tijd ver te zoeken, er was geen riolering en slechts een beperkt aantal woningen had een zogenoemd privaat. De meesten behielpen zich met de beeremmer. Er woonden vaak meer dan tien mensen per tien vierkante meter in de kelderwoningen. De gemiddelde leeftijd van de Amsterdamse arbeider was rond 1820 zo'n 42 jaar. Uit die tijd stamde ook de uitspraak: 'Ik moet naar een kleinere woning omzien, want mijn gezin wordt te groot.'

Bijstand bestond in die tijd niet, er was hooguit wat liefdadigheid van de kerk of de 'verlichte' burgerij. De arbeiders mochten zich tegen een hongerloon laten afbeulen in de fabriek. Als ze protes-

Figuur 6.1
Tijdbalk verzorgingsstaat.

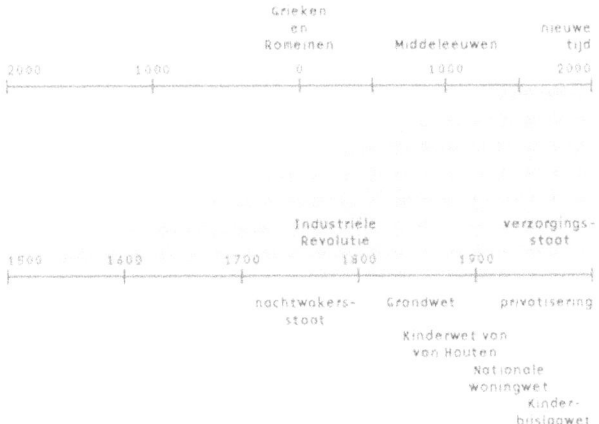

teerden tegen het lage loon, werden ze zonder pardon op straat gezet; er waren genoeg anderen die wel genoegen namen met een laag loon.
Er waren groeperingen die inzagen dat dit zo niet langer kon. Voor een deel uit sociale bewogenheid, maar ook uit goed begrepen eigenbelang. Mensen stierven als ratten en de pest hield niet op bij de deur van een advocaat of onderwijzer. De gegoede burgerij riep om wetgeving op het gebied van de huisvesting; licht en lucht wilden ze. De georganiseerde arbeiders, veelal uit socialistische kring, wisten voor het eerst via stakingsacties een overwinning te behalen. Hun vertegenwoordigers in het parlement zorgden samen met enkele afgevaardigden van de religieuze en liberale partijen voor een begin van sociale wetgeving. Deze socialisten, confessionelen en liberalen vormden toen de belangrijkste sociaalpolitieke stromingen in ons land en zijn nu nog terug te vinden in partijen als de PvdA, het CDA en de VVD (zie hoofdstuk 4).

In 1874 werd de eerste sociale wet aangenomen: het kinderwetje van Van Houten. De wet zei: kinderen jonger dan twaalf jaar mogen niet meer werken. Daarna volgden de Arbeidswet (1889), de Woningwet (1901) en in 1919 de aanvulling op de Arbeidswet waarbij de maximale werkduur werd vastgesteld op acht uur per dag. Daarna volgden nog de Ziektewet (1930) en de Kinderbijslagwet (1941). De AOW en de WAO vormden samen met de Bijstandswet het sluitstuk van de verzorgingsstaat.
Een en ander had een groeiende zorgsector tot gevolg. Was men

jarenlang toevertrouwd geweest aan de zogenoemde mantelzorg (zorg door familie, vrienden, e.d.), nu kwam de professionele zorg in beeld.

6.2 Sociale zekerheid

In Nederland hebben we een uniek stelsel van sociale voorzieningen; een uitgebreid vangnet van wetten en regelingen waarop elke Nederlander kan terugvallen als er iets onverwachts gebeurt. Deze vorm van ondersteuning is er niet altijd geweest; lange tijd moesten werklozen leven van giften van de kerk of van particulieren. Toen waren arbeidsongeschikten en gehandicapten totaal aangewezen op en afhankelijk van individuele personen.

Een belangrijke wet die werd ingevoerd, was de Algemene ouderdomswet. Volgens die wet krijgen ouderen boven de 65 jaar automatisch een basisinkomen van de overheid (de AOW). Later kwamen daar de WW, de WAO, en nog andere kleinere wetten bij. Deze wetten zijn ook aan voortdurende verandering onderhevig. In deze paragraaf geven we een uitleg van de structuur van het sociale zekerheidsstelsel.

Figuur 6.2

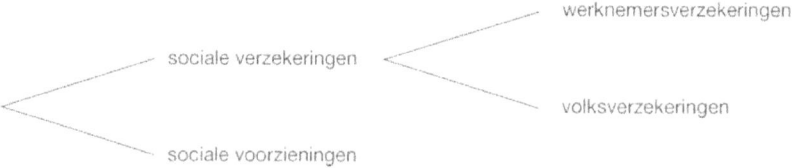

Sociale verzekeringen worden betaald door iedereen die werkt of die een uitkering krijgt. Deze verzekeringen zijn verplicht, in tegenstelling tot particuliere verzekeringen (zoals een brandverzekering of een levensverzekering).

Iemand die voor een verzekering betaalt, draagt premie af. Dat is een bepaald deel van het inkomen of van de uitkering. Door het betalen van de premie is iemand verzekerd. Ook bedrijven en instellingen betalen sociale premies.

Er zijn twee soorten sociale verzekeringen:
- *Werknemersverzekeringen*, bestemd voor werknemers, dus mensen die in loondienst werken. De premie wordt door werknemers

en/of werkgevers betaald. De hoogte van de uitkering voor deze verzekering is afhankelijk van het laatstverdiende loon.
- *Volksverzekeringen*, dit zijn basisuitkeringen die voor iedereen zijn bestemd. Iedereen die in Nederland woont en die een inkomen geniet, betaalt eraan mee via premieheffing.

Sociale voorzieningen zijn de basisvoorzieningen voor degene die iets overkomt waar tegen geen verzekering bestaat. Deze voorzieningen worden door de overheid betaald via de algemene middelen (de belastinginning zoals de inkomstenbelasting). Ook de kinderbijslag wordt uit de algemene middelen gefinancierd. In de volgende paragraaf bespreken we de verschillende termen en wetten.

6.3 De sociale wetten

Figuur 6.3
Wat moeten bouwvakkers doen als ze door het zware werk grotendeels arbeidsongeschikt raken?

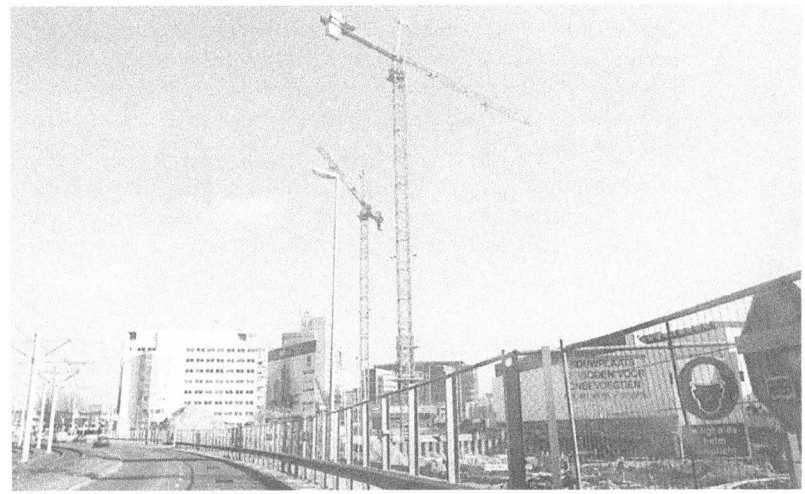

Werknemersverzekeringen

WW — De spelregels of rechten en plichten in geval van werkloosheid, ziekte en arbeidsongeschiktheid, zijn de laatste jaren opnieuw geformuleerd. De Werkloosheidswet (WW) zorgt voor een inkomen bij onvrijwillige werkloosheid van de werknemer en is afhankelijk van het aantal gewerkte jaren. De werkloze moet als werkzoekende ingeschreven staan bij het CWI (zie ook hoofdstuk 5).

WIA — Sinds januari 2006 is de Wet Werk en Inkomen naar Arbeidsvermogen (WIA) van kracht. Deze wet gaat in na 104 weken ziekte en regelt een uitkering bij (gedeeltelijke) arbeidsongeschiktheid. Wanneer iemand na 104 weken ziekte niet meer kan werken en wanneer gesprekken over re-integratie niets opleveren, bekijkt het Uitvoeringsinstituut Werknemersverzekeringen (UWV) of deze werknemer een uitkering krijgt. De WIA wil stimuleren dat deze werknemer weer aan de slag komt, ook bij gedeeltelijke arbeidsgeschiktheid. De werkgever wordt door deze wet ook gestimuleerd om (gedeeltelijk) afgekeurde werknemers in dienst te houden of, met dezelfde of een andere functie aan te nemen. Als werken echt onmogelijk is, zorgt deze wet voor een uitkering van zeventig procent van het laatste loon.

De WIA kent twee soorten uitkeringen: de Werkhervatting Gedeeltelijk Arbeidsgeschikten (WGA) is een uitkering voor gedeeltelijke arbeidsgeschiktheid en de Inkomensvoorziening Volledig Arbeidsongeschikten (IVA) voor volledige en duurzame arbeidsongeschiktheid. Beide uitkeringen vervangen de oude WAO-regeling.

WAO — De (oude) Wet op de Arbeidsongeschiktheidsverzekering (WAO) regelde tot voor kort een inkomen voor werknemers die langdurig ziek zijn of die door een ongeval niet meer kunnen werken. Er vond een keuring plaats die bepaalde voor hoeveel procent men arbeidsongeschikt was. Mensen die ziek zijn geworden vóór 1 januari 2004 vallen nog onder de WAO. Zij krijgen een uitkering waarvan de hoogte wordt bepaald door het laatst verdiende loon, de leeftijd van de werknemer en de mate van arbeidsongeschiktheid. Medische keuringen en herkeuringen horen standaard bij zowel de oude WAO als bij de nieuwe WIA. Je wordt sinds enige jaren niet meer gemakkelijk voor langere tijd (geheel of gedeeltelijk) afgekeurd.

ZW — De ziektewet (ZW) is 'uitgekleed' en alleen nog bedoeld voor enkele uitzonderingsgevallen. Na 1 januari 2004 moet de werkgever de werknemer bij ziekte twee jaar lang doorbetalen, en minimaal zeventig procent van het laatstverdiende loon geven. Zwangerschapsverlof wordt nog wel via deze wet uitbetaald.

Volksverzekeringen

AOW — De Algemene ouderdomswet (AOW) geeft iedere burger van Nederland die 65 jaar wordt, het recht op een door de staat verstrekt pensioen.

ANW — De Algemene nabestaandenwet (ANW) regelt een inkomen voor een beperkte groep weduwen, weduwnaars en minderjarige wezen.

AKW — De Algemene kinderbijslagwet (AKW) geeft aan ouders met kinderen jonger dan 18 jaar het recht op een tegemoetkoming in de gemaakte kosten. De hoogte van het toegekende bedrag is afhankelijk van het aantal kinderen en hun leeftijd.

AWBZ — De Algemene wet bijzondere ziektekosten (AWBZ) vergoedt kosten die niet door een ziektekostenverzekering gedekt worden. De AWBZ is er voor bijzondere en vooral dure zorg, zoals langdurige verpleging, thuiszorg of psychiatrische behandeling. De werkgever of uitkeringsinstantie houdt de AWBZ-premie in op het loon of de uitkering, in één bedrag met de loonbelasting en de premies voor andere volksverzekeringen (AOW en ANW).

ZVW — De Zorgverzekeringswet (ZVW) stelt dat sinds 1 januari 2006 iedereen zich particulier moet verzekeren. Kinderen tot 18 jaar zijn met de ZVW gratis meeverzekerd. Je kunt het standaardpakket aanvullen met bijvoorbeeld bepaalde tandheelkundige zorg, fysiotherapie of alternatieve zorg. Er is een toeslag mogelijk voor wie deze verzekering moeilijk kan betalen: de Zorgtoeslag.

Sociale voorzieningen

WWB	De Wet Werk en Bijstand (WWB) geeft een uitkering aan diegenen, die geen andere wet ter ondersteuning hebben. Het is het laatste vangnet van het sociale zekerheidsstelsel. Dit sociaal minimum is afhankelijk van de omstandigheden van de aanvrager. Ouders hebben tot en met het twintigste jaar zorgplicht voor hun kinderen. De overheid verhaalt zo nodig kosten op onwillige ouders. De WWB levert begeleiding en een uitkering voor mensen die niet in het eigen onderhoud kunnen voorzien. Als je een beroep doet op de WWB, ben je verplicht je aan te melden bij het Centrum voor Werk en Inkomen (CWI). Je moet solliciteren en algemeen geaccepteerd werk aanvaarden. De gemeente kan je verplichten een cursus te doen of je vragen mee te doen aan een onderzoek.
TW	De Toeslagenwet (TW) verzorgt een aanvulling als andere regelingen geen bestaansminimum geven. Deze wet kan bijvoorbeeld een WW-uitkering aanvullen tot het sociaal minimum.
WMO	De Wet maatschappelijke ondersteuning (WMO) is gericht op 'meedoen'. De wet moet ervoor zorgen dat mensen zo lang mogelijk zelfstandig kunnen blijven wonen en mee kunnen doen in de samenleving, al of niet geholpen door vrienden, familie of bekenden. Als dat niet kan, is er ondersteuning vanuit de gemeente. De WMO regelt hulp bij het huishouden en zorgt voor goede informatie over de hulp die mensen kunnen krijgen. Het gaat om voorzieningen als hulp bij het huishouden, een rolstoel of woningaanpassing.

> Anja is 23 jaar en werkt als ongediplomeerd tandartsassistente in een groepspraktijk. Zij krijgt het minimumloon. Op een dag krijgt ze waterpokken, met als complicatie longontsteking. Ze is zes weken ziek. Ze wordt betaald door haar werkgever.
>
> Eveline was doktersassistente totdat ze na de geboorte van haar tweeling ernstige klachten kreeg. Het bleek een zware vorm van bekkeninstabiliteit te zijn en ze kan moeilijk langdurig stilzitten. Na het gebruikelijke zwangerschapsverlof kwam ze in de (oude) Ziektewet terecht.

De gevolgen van de nieuwe wetgeving voor mensen die een beroep moeten doen op de thuiszorg zijn soms groot. De vertrouwde hulp wordt elders ingezet en vervangen door wisselende krachten. Ook de deskundigheid van de ingezette mensen varieert. De eerste reacties van de betrokkenen bij invoering van de wijzigingen (WMO) waren afkeurend.

6.4 Het loonstrookje

Op het loonstrookje kun je terugvinden hoeveel premie je betaalt voor het onderhouden van dit stelsel van sociale zekerheid en hoeveel belasting er wordt ingehouden. De werkgever houdt deze hef-

Figuur 6.4
Een loonstrookje;
waaraan kun je
zien dat het om
een oud loonstrookje gaat?

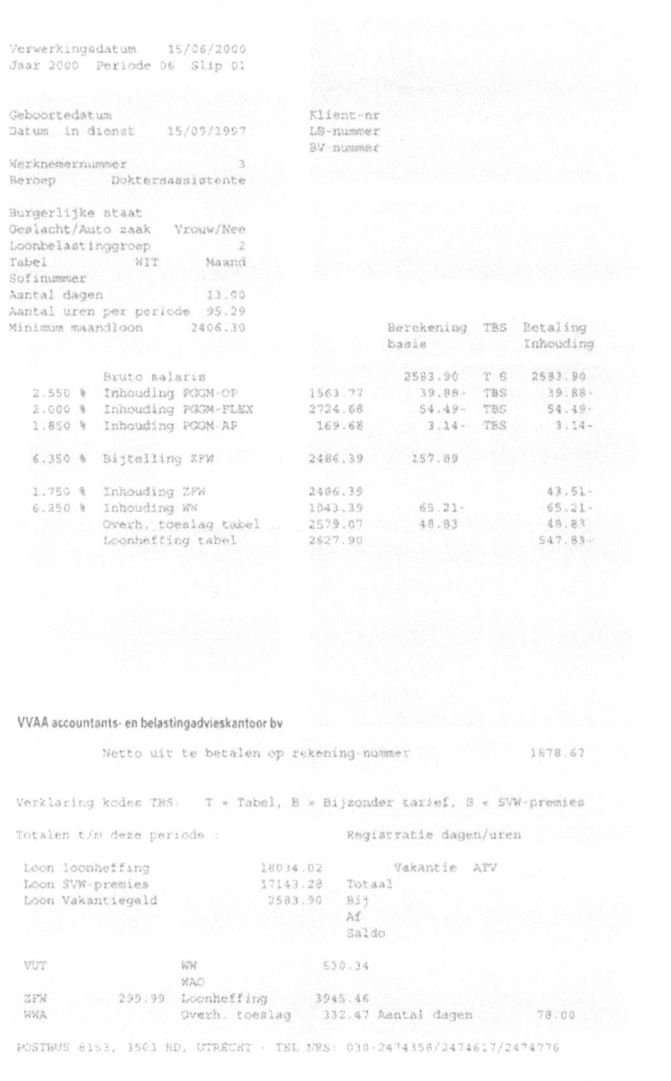

fingen in op het brutoloon en draagt die af aan de betrokken instanties en de overheid. Zo worden premies en belastingen betaald. Het brutoloon is het overeengekomen cao-loon. Als alles ervan afgetrokken is, houd je het nettoloon over. Dit bedrag wordt op je rekening overgemaakt.

Daarnaast zie je ook vaak op de loonstrook vermeld: de vakantietoeslag (een maandelijks bedrag dat eenmaal per jaar wordt uitgekeerd), inhoudingen voor bijvoorbeeld pensioen, loonheffing en bijvoorbeeld een spaarloonregeling.

6.5 Arbo

> Henk werkt bij de onderhoudsdienst van een ziekenhuis. Hij werkt hard en veel en gaat zelden vóór zessen naar huis. Na verloop van tijd begint hij last te krijgen van zijn rug. Eerst denkt hij aan stress – hij heeft immers een drukke baan – maar tijdens een onderzoek door de arbodienst van het ziekenhuis blijkt dat hij te weinig aandacht geeft aan z'n houding. Een betere houding kan misschien helpen.

In iedere werksituatie kom je 'arbeidsomstandigheden' tegen. Werk wordt gedaan in een bepaalde ruimte, op een bepaalde stoel bij een computerscherm, achter een balie, met bepaalde collega's en onder een zekere druk. Allemaal factoren die het werk zwaarder of lichter kunnen maken. Werk moet gedaan worden in een omgeving met een bepaalde kwaliteit, waarbij ook minder tastbare zaken als sfeer en collegialiteit een grote rol spelen. Mensen die onder druk werken en die zich onbegrepen voelen, zullen eerder last krijgen van een verkeerde houding dan werknemers die met plezier werken.

ARBOWET

In de Arbowet (de Arbeidsomstandighedenwet uit 1994) zijn allerlei situaties vastgelegd met daarbij de minimumeisen die voor dat werk vereist zijn. De Arbowetgeving kent verschillende regels en regelingen. Het gaat daarbij om de volgende drie onderdelen:
- *veiligheid:* boven een menginstallatie moet bijvoorbeeld een afzuigkap zitten;
- *gezondheid:* het is verboden te werken met zuren zonder bepaalde voorzorgsmaatregelen te hebben genomen;
- *welzijn:* het werk mag niet al te saai zijn, er moet afwisseling zijn en er moeten mogelijkheden zijn om pauzes te nemen.

DE RISICO-INVENTARISATIE EN -EVALUATIE

Elk bedrijf met personeel moet onderzoeken of het werk gevaar kan opleveren of schade kan veroorzaken aan de gezondheid van de werknemers. Dit onderzoek, dat schriftelijk moet worden vastgelegd, wordt een risico-inventarisatie en -evaluatie (RI&E) genoemd. Een plan van aanpak met verbeteringsmaatregelen maakt deel uit van de RI&E. De werkgever is verplicht zich door een gecertificeerde arbodienst te laten ondersteunen bij het opstellen en de toetsing van de RI&E.

Werkgevers die niet meer dan veertig uur per week arbeid laten verrichten (door één of meerdere werknemers gezamenlijk) en vrijwilligersorganisaties zijn van deze verplichting vrijgesteld.

ARBEIDSINSPECTIE

De arbeidsinspectie ziet toe op de naleving van de in de Arbowet opgestelde regels. Zij controleert bedrijven en instellingen, maakt rapport op en geeft advies. Zij kan, als de adviezen niet door de werkgever worden opgevolgd, ook in actie komen en een boete opleggen. Meestal blijft het bij een waarschuwing want zowel werkgevers als werknemers hebben belang bij goede arbeidsomstandigheden. Werknemers voelen zich immers serieus genomen en zullen bij goede arbeidsomstandigheden minder verzuimen. Een prettig gebouw en goede arbeidsvoorwaarden zal de reputatie van een werkgever onder toekomstige werknemers geen kwaad doen.

ARBODIENST

In de Arbowet staat onder meer dat de werkgever een plan moet hebben om het ziekteverzuim terug te dringen. Veel bedrijven maken voor dit soort diensten gebruik van een particuliere arbodienst. Deze commerciële instanties controleren (en bezoeken) zieke werknemers en leveren daarnaast verschillende diensten. Op die manier kan een bedrijf aan de eisen van de Arbowet voldoen.

6.6 Betaalbaarheid

In de jaren zeventig van de vorige eeuw ontstond kritiek op de verzorgingsstaat in de toenmalige vorm. Er was kritiek op de bureaucratie en men vond dat de overheid te ver afstond van zijn burgers. Het besef drong door dat de overheid niet alles tot in de puntjes kon regelen.
Ook verdween bij mensen de prikkel om zelf initiatieven te nemen om uit een slechte situatie te komen, de overheid zorgde immers voor een oplossing. Het belangrijkste punt van kritiek was echter de betaalbaarheid van het stelsel en niet het achterliggende idee van solidariteit. Toen er in de jaren zeventig en tachtig sprake was van een economische teruggang, bleek de lastendruk om het stelsel in deze vorm in stand te houden, te groot en er moest worden bezuinigd. Voor veel mensen betekende dat een vorm van sociale onzekerheid. Termen als 'moderne armoede' en 'verborgen armoede' deden opgang.

> 1988: Willem is taxichauffeur in Den Haag. Hij krijgt een hersenbloeding waardoor hij moeilijk kan praten en ook zijn concentratievermogen is zeer beperkt. Het uitgavenpatroon van Willem en zijn vrouw Ellen is gebaseerd op de € 1350 netto die Willem met de taxi verdient. Hij kan zijn beroep nu niet meer uitoefenen. Willem is als taxichauffeur een kleine zelfstandige en had zich moeten verzekeren, maar dat was toen te duur. Dat heeft hij dus niet gedaan.
> Volgens een overgangsregeling kan hij nog in een WAO-regeling vallen. Hij moet daarvoor gekeurd worden. Hij wordt voor 45-55% goedgekeurd voor ander werk. Dat betekent een inkomensachteruitgang van in eerste instantie circa 25% dat kan oplopen tot 45%. Dat wil op de korte termijn zeggen dat ze moeten verhuizen in verband met te hoge financiële lasten.

Zoals eerder al beschreven, groeiden in de jaren zeventig en tachtig van de vorige eeuw de kosten enorm. De overheid moest actie ondernemen om de uitgaven te beperken. Vooral de verhouding tussen de actieven (de werkende beroepsbevolking) en de inactieven (mensen in de WAO, de bijstand, AOW en WW) baarde de regering

grote zorgen. Het aantal (gedeeltelijke) WAO'ers bedroeg in 1984 circa 900.000. Er moest dus ernstig bezuinigd worden.
Vooral de welzijnssector is hiervan het slachtoffer geworden. Daarnaast hebben ook de gezondheidszorg en het onderwijs een flink deel van de bezuinigingen moeten leveren. Steeds weer ontstond de discussie over het ontkoppelen van lonen en uitkeringen. Daarmee wordt bedoeld dat de loonstijgingen bij bedrijven niet langer automatisch worden doorberekend in de uitkeringen. De overheid reageerde hierop met een drietal duidelijke beleidslijnen:
– Regels en rechten werden gewijzigd of aangescherpt.
– De controle op misbruik en fraude werd veel strenger.
– Een duidelijke bezuiniging op uitgaven per ministerie.

De opzet van de WAO (sinds 1 januari 2006: de WIA) is sinds 1985 drastisch gewijzigd. Om de grote toeloop te stoppen en de groei van de uitgaven te beperken, ging men strenger en anders keuren. Vanaf dat moment worden mensen niet meer voor de volle honderd procent afgekeurd, maar goedgekeurd voor een bepaald percentage en zo mogelijk voor een ander beroep. Verder wordt de eis gesteld dat een aandoening objectief medisch aantoonbaar moet zijn. Pijn alleen is daarom geen reden voor afkeuring.

Gevolgen van de beleidswijzigingen zijn de privatisering van de Ziektewet, de nieuwe Algemene nabestaanden wet (ANW), de strengere keuring bij de arbeidsongeschiktheid en het feit dat elke begrotingsoverschrijding gevolgd wordt door een nieuwe bezuinigingsronde.
De zorg krijgt te maken met wachtlijsten voor verzorgings- en verpleeghuizen en voor een aantal operatieve ingrepen in de ziekenhuizen. Een groeiend probleem vormt het gebrek aan goedopgeleide mensen aan het bed. De hoge werkdruk en te lage betaling maken een baan in de zorgsector voor veel jonge mensen niet aantrekkelijk.
Voor de overheid is de jarenlange overschrijding van de begroting van het ministerie van Volksgezondheid Welzijn en Sport (VWS) een terugkerend probleem. De groei van de kosten voor de volksgezondheid bedraagt al jaren circa acht procent op jaarbasis. Dat betekent dat, als de minister van Financiën uitgaat van een groei van de uitgaven met ongeveer drie procent per jaar, er tekorten zullen-

Figuur 6.5

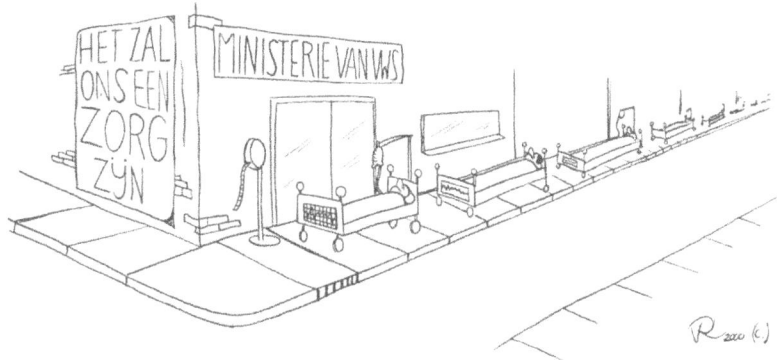

ontstaan (wachtlijsten). De kosten van het medicijngebruik stijgen elk jaar, er zijn steeds meer oudere mensen die medicijnen en zorg nodig hebben en de acties van de overheid om preventieve maatregelen te nemen (bevolkingsonderzoeken, campagnes om gezond te leven, e.d.) leveren niet genoeg op in termen van kostenbeheersing. De discussie tussen apothekers en zorgverzekeringen over het vergoeden van alleen de goedkoopste medicijnvariant, loopt nog.

> Voor duizenden mensen is heel duidelijk wat de bezuinigingen en reorganisaties in de zorg hebben opgeleverd: een plaats op de wachtlijst. Zes maanden wachten op thuiszorg komt regelmatig voor. In november 1999 is het zelfs tot een rechtszaak gekomen. Vier Utrechtse bejaarden daagden de instelling voor thuiszorg voor de rechter. De rechter verplichtte de instelling onmiddellijk over te gaan tot het verlenen van thuiszorg aan die vier cliënten.

WIA, WW EN ZORGSTELSEL

Januari 2006 werd de kroon gezet op de afslanking van de verzorgingsstaat. Nooit eerder werden in zo'n korte termijn zoveel zaken in de sociale zekerheid gewijzigd. De WW werd ingekort naar maximaal drie jaar. De WAO werd dusdanig gewijzigd dat ook de naam veranderde: WIA, Wet Werk en Inkomen naar Arbeidsvermogen. Het basisidee achter WAO/WIA veranderde niet, maar de uitvoering van de (opnieuw) aangescherpte regels wel. Het UWV moet streng gaan keuren, zonder aanzien des persoons. Tegelijkertijd vindt ook een herkeuring plaats van WAO-gerechtigden, volgens de nieuwe regels. Een en ander gaat niet zonder slag of stoot. Een aantal keuringsartsen heeft zijn ongenoegen (anoniem) over deze nieuwe manier van beoordelen al kenbaar gemaakt. Daarnaast heeft een belangengroep de minister voor de rechter gedaagd omdat, aldus de belangengroep, het niet mogelijk is tussentijds de dekking van een verzekering te veranderen.

In het kabinet Balkenende-III zijn het ziekenfonds en de particuliere ziektekostenverzekeringen in elkaar geschoven tot één basisverzekering voor iedereen. De consument beslist zelf in hoeverre hij zich bijverzekert. Iedereen heeft nu keuzevrijheid om zich te verzekeren waar hij wil; dat is het resultaat van het kiezen voor 'gereguleerde marktwerking'. Onder voorwaarden mag er door de verzekeringsmaatschappijen geconcurreerd worden om 'de klant'.

Twee dingen vallen bij het bovenstaande op:
– De marktwerking is verder doorgedrongen in de sociale zekerheid en de zorg.
– Met betaalbaarheid en vergrijzing in het achterhoofd stimuleert de overheid het langer doorwerken van mensen.

6.7 De grijze samenleving

In 1945 nam Nederland de wederopbouw ter hand en bouwde aan de toekomst. De onzekere tijden waren voorbij en uitgestelde huwelijken werden massaal gesloten. Deze huwelijken zorgden in de periode van 1946-1955 voor een groot aantal geboorten. Men noemt dit de naoorlogse babyboom oftewel geboorte-explosie. In die tijd was er sprake van een redelijk evenwichtige bevolkingsopbouw, en er waren meer kinderen dan ouderen. Er kon dus voor de ouderen gezorgd worden. De explosie van geboorten stelde echter wel zijn eigen eisen aan de maatschappij. Er kwam een grote behoefte aan verloskundigen, medische verzorging, consultatiebureaus en – wat later – kleuterscholen en basisscholen.
Tot midden jaren zeventig van de vorige eeuw groeiden de bomen tot in de hemel. Zoals al eerder beschreven, kon dit niet zo blijven. Vooral de verhouding tussen de actieven en niet-actieven werd steeds schever. Iedereen die 65 jaar of ouder is, heeft recht op een AOW-uitkering. Dat hoeft geen probleem te zijn als er genoeg werkende mensen zijn die via premieheffing op hun loon dit geld bij

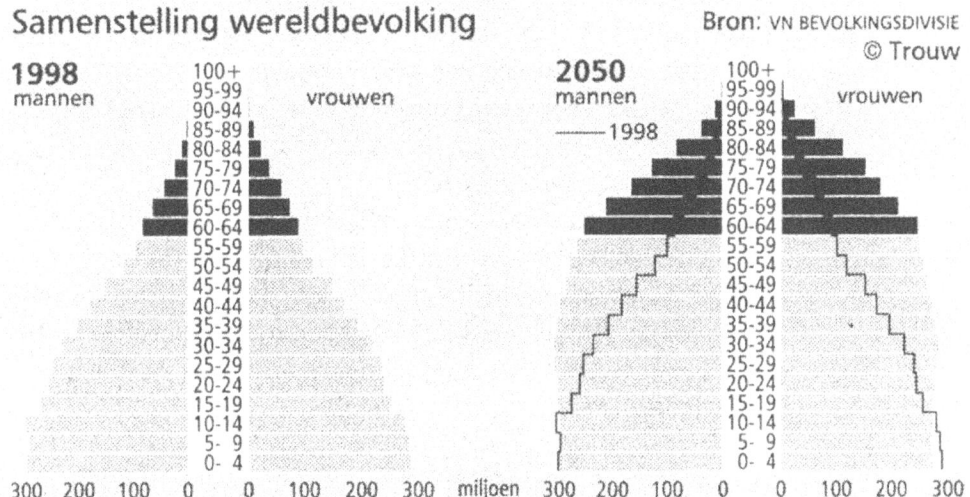

De wereld vergrijst. In 1998 was de gemiddelde leeftijd 26 jaar, in 2050 zal dat volgens de VN 38 zijn. In 2050 zal 22 procent van de wereldbevolking zestig jaar of ouder zijn (was in 1998 8 procent). 2,2 miljoen mensen zijn dan honderd-plus (in 1998 waren dat er 135 000).

Figuur 6.6
De wereld vergrijst (bron: Trouw, 28 juli 1999).

elkaar sparen. Dat wordt echter moeilijker als het aantal mensen dat het moet verdienen, steeds kleiner wordt. In zo'n situatie spreken we van een onevenwichtige bevolkingsopbouw.
Een steeds kleiner deel van de werkende (beroepsbevolking) moest het geld verdienen voor een steeds groter wordende groep mensen die niet werkte. Dat wordt aan de ene kant veroorzaakt door de verzorgingsstaat die steeds meer mensen van een uitkering voorziet en aan de andere kant door ontgroening en vergrijzing van de bevolking.
Ontgroening en vergrijzing zijn twee kanten van dezelfde medaille. Ontgroening betekent dat het percentage jongeren van een samenleving kleiner wordt. Ondanks dat het aantal jongeren in absolute zin nog steeds stijgt, wordt hun aandeel in het totaal van de bevolking kleiner.
Vergrijzing wil zeggen dat het percentage ouderen binnen een samenleving groter wordt. Was in 1946 circa 12% van de bevolking 65 jaar en ouder, in 1996 was dat 22%. Zo'n grote verandering heeft

natuurlijk gevolgen voor de samenleving. Een oudere bevolking heeft andere behoeften dan een 'jonge' samenleving: meer verzorgingshuizen, meer bejaardenhuizen, seniorenwoningen, dokters, medicijnen enzovoort. De groeiende groep senioren stelt hoge eisen aan de woon- en leefomstandigheden en heeft ook de financiële middelen om die te bereiken.

Er zijn niet alleen meer mensen die de pensioengerechtigde leeftijd halen, de mensen worden ook steeds ouder. We spreken daarom van een 'dubbele vergrijzing'. In 2015 kan de vergrijzing voor grote financieringsproblemen gaan zorgen. De overheid heeft een spaarpot van miljarden euro's aangelegd om straks niet voor verrassingen te komen staan.

Sommige critici beweren dat we straks voor de keus zullen staan om of de pensioengerechtigde leeftijd te laten stijgen (dan moet iedereen langer werken), of de sociale premies te verhogen (die door de beroepsbevolking moeten worden betaald) of de hoogte van de AOW-uitkering te bevriezen of te verlagen. Het probleem wordt minder groot als er sprake is van volledige werkgelegenheid en iedereen tot zijn 65e jaar doorwerkt. Een gebrek aan arbeidskrachten, bij een overspannen economie, kan door een Europa met open grenzen opgevangen worden.

WAT HEET OUD?

Iemand die honderd jaar geleden oud werd genoemd, is nu van middelbare leeftijd. Het aantal mensen dat de leeftijd van 100 jaar haalt, groeit nog steeds en steeds meer mensen halen de 90 of de 80. Dat heeft alles te maken met een betere voeding, betere leef- en arbeidsomstandigheden en betere medische voorzieningen.

Ouderen zijn niet meer automatisch de bejaarden die in hun kleine kamertjes wachten totdat een van hun kinderen in het weekend op bezoek komt. De problemen die ouderen kunnen ervaren, blijven echter dezelfde. Er wordt meestal niet meer gewerkt; ze gaan minder de deur uit, onder meer door lichamelijke ongemakken en het aantal sociale contacten neemt af. Er zijn ouderen die met moeite maandelijks rond kunnen komen.

Dat neemt niet weg dat we ook te maken hebben met een grote groep actieve ouderen die niet thuis blijft zitten, maar bijvoorbeeld werkt, betaald of als vrijwilliger, culturele uitstapjes maken, op vakantie gaan of een cursus volgen. Het kan bijna niet anders of de steeds grotere groep 'krasse knarren' vormt straks een factor van betekenis in de Nederlandse maatschappij en politiek. De ouderen organiseren zich. Het belangrijkste voorbeeld hiervan is de Algemene Nederlandse Bond voor Ouderen (ANBO). Tijdens de Tweede-Kamerverkiezingen van 1994 wonnen de ouderenpartijen vijf zetels (die ze door onderlinge onenigheid bij de volgende verkiezingen ook weer verspeelden). Ondanks het gebrek aan directe vertegenwoordiging in de Tweede Kamer, zijn ouderen de komende twintig jaar een factor van betekenis, zowel economisch als politiek.

Samenvatting

Nederland heeft er zo'n honderd jaar voor nodig gehad om het zo te organiseren dat de meeste inwoners van dit land in een redelijke welvaart kunnen leven. De uitdaging van de 21e eeuw zal zijn minimaal dit welvaartsniveau te handhaven. De solidariteit tussen de generaties zal onderwerp van voortdurende discussie blijven. Een voortdurende aanpassing van ons sociale zekerheidsstelsel lijkt daarvoor een noodzakelijke voorwaarde.

Door de vergrijzing zal de verhouding tussen actieven en niet-actieven er de eerste vijftien jaar niet gunstiger op worden. De overheid stimuleert het doorwerken tot 65 jaar met fiscale maatregelen. Eerder stoppen met werken, wordt ontmoedigd door het afschaffen van allerlei ouderenregelingen op het werk.

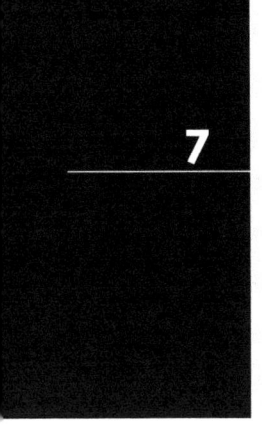

7 Identiteit en globalisering

leerdoelen Aan het eind van dit hoofdstuk weet je:
- wat globalisering van onze cultuur betekent;
- welke organisaties internationaal werkzaam zijn;
- dat de identiteit van een persoon complex, beweeglijk en veranderlijk is;
- wat het wij-zijdenken heeft vergroot;
- dat er verschillende identificatieprocessen zijn die gestimuleerd kunnen worden en waarin mensen hun verantwoordelijkheid voor de samenleving op zich kunnen nemen.

Nederland is altijd internationaal georiënteerd geweest. Eeuwenlang voeren de Nederlanders over de wereldzeeën en dreven handel met verre landen. Dat heeft te maken met onze ligging aan de Noordzee. Nederland is een doorvoerland voor veel Europese producten. Als relatief klein land tussen grote landen als Duitsland, Engeland en Frankrijk moesten we ons handhaven en deden dat niet alleen door te handelen maar ook door te onderhandelen.

Tegenwoordig brengen de media het nieuws van alle uithoeken van de wereld rechtstreeks je huiskamer binnen. Mensen gaan daardoor meer nadenken over hun identiteit. Wie zijn we nu eigenlijk zelf? Waar horen we bij?

7.1 Globalisering

Met het woord globalisering wordt bedoeld dat allerlei zaken wereldwijde invloed hebben. Tot voor kort was onze communicatie via het telefoonverkeer vooral nationaal, dus in Nederland met Nederlanders en belden mensen af en toe eens internationaal. Tegenwoordig beweegt iedereen die op internet zit, zich internationaal.

De wereld is onze huiskamer en televisie en internet helpen ons daarbij. Er zijn bovendien bijna geen jongeren meer die nog nooit in het buitenland op vakantie zijn geweest.
Globalisering is dus niet alleen een economische of politieke term, maar slaat op alle ontwikkelingen in de wereld. Zelfs onze vrije tijd, onze nieuwsvoorziening en ons werk worden 'globaler'. Je kunt tegenwoordig makkelijk internationaal solliciteren of stage lopen, er is uitwisseling van studenten, erkenning van diploma's. Internationaal werkende bedrijven exporteren hun personeelsbeleid. Grote multinationals beïnvloeden elke cultuur, waar ook ter wereld.

TECHNIEK EN VOORUITGANG

Een van de oorzaken van de globalisering ligt in de toenemende technische mogelijkheden. Door televisie en internet is de informatievoorziening toegenomen vergeleken bij de tijd dat er alleen radio en kranten waren. Je kunt in korte tijd snel over bepaalde kennis beschikken. Door de straalmotor kun je je per vliegtuig snel naar de andere kant van de wereld verplaatsen. Via de digitale snelweg (zie hoofdstuk 8) kun je overal op de wereld rondkijken. Met een satelliettelefoon kan elke journalist waar ook ter wereld, met zijn foto- of videocamera informatie doorgeven die direct bij de krant of in de studio binnenkomt.

POLITIEK EN VOORUITGANG

Veel van onze kennis van andere culturen kregen we vroeger via handelaren, nieuwsgierige ontdekkingsreizigers en politieke figuren. Al deze mensen hadden een belang bij contact met die andere cultuur. Echte interesse in die cultuur was alleen nodig om hun belang veilig te stellen; en als die belangen gecombineerd konden worden, deed men dat. Handelaren waren immers afhankelijk van een veilige handelsroute en politieke wereldveroveraars waren afhankelijk van een gunstig economisch klimaat.
Later kwamen er andere groepen mensen die bijvoorbeeld een boodschap hadden (zendelingen en missionarissen) of wetenschappelijke interesse (biologen en antropologen). De politiek en de economie bleven altijd de boventoon voeren in de internationale betrekkingen, in de manier van omgaan tussen landen onderling. Zo bezat Nederland tot halverwege de vorige eeuw koloniën als Indonesië, Suriname en de Antillen met tientallen miljoenen inwo-

ners. Bij elkaar waren die koloniën vele malen groter dan Nederland zelf. Door de binnenlandse onafhankelijkheidsbewegingen en door een ander politiek klimaat, ook in de Nederlandse politiek, kregen de Surinamers en Indonesiërs hun eigen land terug.

> **Uit de Universele verklaring van de rechten van de mens:**
>
> *Artikel* 15: Eenieder heeft recht op een nationaliteit.
>
> *Artikel* 21: Eenieder heeft recht deel te nemen aan het bestuur van zijn land.

Als je naar Europa kijkt, zie je dat de internationale betrekkingen niet altijd goed waren. De afgelopen eeuwen waren er steeds grote en kleine oorlogen tussen Europese landen en de twee laatste grote Europese oorlogen van de twintigste eeuw hebben in Europa veel leed gebracht. Voor het eerst was er sprake van miljoenen burgerslachtoffers en van internationale betrokkenheid; het werden wereldoorlogen die op verschillende continenten werden uitgevochten.
Daarom begon men na 1945 met onderhandelingen die tot allerlei economische, politieke en militaire verdragen zouden leiden.

7.2 Internationale organisaties

VERENIGDE NATIES

De Verenigde Naties (VN) werden in 1945 opgericht met als doel 'handhaving van de internationale vrede en veiligheid'. Samen proberen de aangesloten landen oorlogen te voorkomen door internationale samenwerking en het bevorderen van vriendschappelijke betrekkingen. Daarnaast probeert deze organisatie internationale vraagstukken op het gebied van de economie en de mensenrechten aan te pakken. In 1948 stelde zij de Universele verklaring van de rechten van de mens op. In de algemene vergadering van de VN zijn alle 191 lidstaten vertegenwoordigd, maar deze vergadering kan geen bindende uitspraken doen.
De Veiligheidsraad kan dat wel. Deze raad wil de oorspronkelijke

doelstelling van de VN, handhaving van de internationale vrede en veiligheid, vormgeven. Naast vijf vaste leden (landen met vetorecht), kent de raad tien wisselende leden. De Veiligheidsraad kan lidstaten vragen om militairen (of waarnemers) met een vredesoperatie naar een bepaald gebied te sturen, ook tijdens verkiezingen om toezicht te houden.

De VN heeft een secretaris-generaal aan het hoofd. Deze persoon is het gezicht van de VN en kan persoonlijk bemiddelen in conflicten. Hij wordt benoemd door de algemene vergadering, op voordracht van de Veiligheidsraad.

In het Internationaal gerechtshof in Den Haag kan de VN geschillen tussen haar lidstaten proberen op te lossen. Het Hof telt vijftien onafhankelijke rechters. Andere bekende VN-organisaties zijn de Wereldbank (verstrekt o.a. leningen aan ontwikkelingslanden), het Internationaal Monetair Fonds (IMF); bevordering van economische samenwerking), de Unesco (organisatie op het gebied van onderwijs, wetenschap en cultuur), Unicef (aandacht voor kinderen) en de wereldgezondheidsorganisatie (WHO; gericht op het bevorderen van gezondheidszorg, voornamelijk in ontwikkelingslanden).

EUROPESE UNIE

De Europese Unie (EU) wil de samenwerking tussen de Europese landen bevorderen. Met name op economisch terrein is de Unie erg actief, maar ook op sociaal en politiek terrein speelt ze een grote rol. De laatste jaren bemoeit ze zich ook met defensiebeleid en met de samenwerking tussen justitie en politie van de 25 lidstaten. De organisatie is gevestigd in Brussel, Straatsburg en Luxemburg.

Het Europees Parlement (EP) wordt om de vijf jaar gekozen en telt 732 leden, verdeeld over de aangesloten lidstaten. Nederland heeft 27 leden. Het EP bestaat uit een aantal fracties (socialisten, christendemocraten, liberalen, groenen) die een bepaalde politiek voeren. Het EP heeft wetgevingsbevoegdheid, begrotingsbevoegdheid en controlebevoegdheid.

Raad van de Europese Unie

In de Raad van de Europese Unie komen de ministers van Buitenlandse Zaken van de lidstaten bijeen. Daarnaast kunnen ook bijvoorbeeld alle milieuministers bij elkaar komen als het over het milieu gaat. De raad is nog steeds het belangrijkste orgaan van de EU, maar het parlement krijgt ook steeds meer macht.

Figuur 7.1

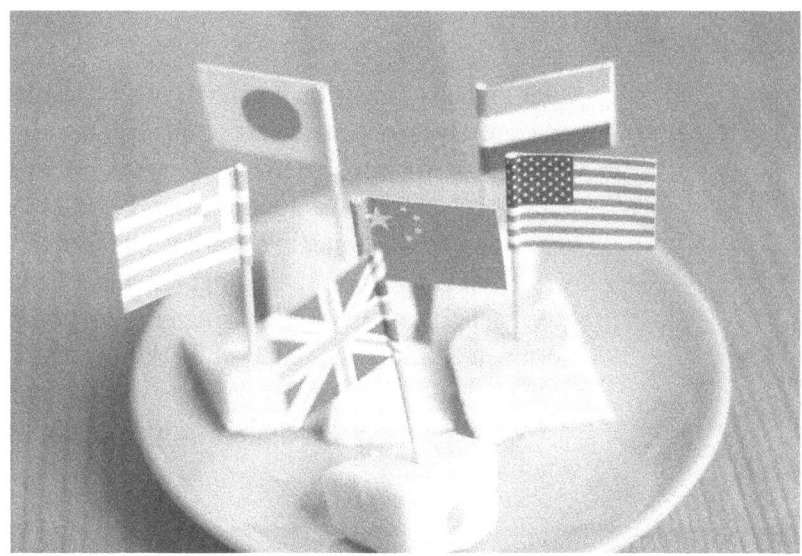

Europese Commissie

De 25 commissarissen van de EU voeren de wetten uit die in de raad worden vastgesteld. In de Europese Commissie heeft elk land één vertegenwoordiger. Het zijn onafhankelijke personen die wetsvoorstellen indienen, onderhandelingen voeren en toezicht houden op de naleving van EU-verdragen.

In de Europese Raad komen de regeringsleiders of staatshoofden van de lidstaten met de voorzitter van de commissie tweemaal per jaar bij elkaar om de koers uit te zetten. Andere instellingen van de EU zijn het Hof van Justitie en de Europese Centrale Bank. Deze laatste is bekend door de invoering van de euro als Europees betaalmiddel.

NAVO

De Noord-Atlantische Verdragsorganisatie (NAVO) werd opgericht in 1949 om de aangesloten landen te helpen als ze aangevallen zouden worden. Toen dacht men vooral dat het gevaar uit het Oostblok en de Sovjet-Unie zou komen. Een belangrijke bondgenoot in deze organisatie zijn de Verenigde Staten. De NAVO is een militaire organisatie en heeft voor het eerst oorlog gevoerd in het voormalige Joegoslavië. Met name door het wegvallen van het IJzeren Gordijn in 1989 nam de noodzaak voor het bestaan van deze organisatie af. De Europese Gemeenschap maakt steeds vaker gebruik van de mogelijkheden van de West-Europese Unie (de WEU) als militaire organisatie, waarin de Verenigde Staten een minder belangrijke rol spelen.

7.3 Identiteit

Door globalisering gaan we steeds meer deel uitmaken van grotere gehelen. Mensen gaan daardoor op zoek naar hun eigen identiteit. Maar wat is identiteit? Het woordenboek geeft aan: 'Identiteit is dat wat eigen is aan een persoon'. Iemand wordt niet geboren met een bepaalde identiteit, maar verwerft een identiteit. Een identiteit wordt beïnvloed door opvoeding, vrienden, familie, omgeving, sport, school, studie, werk, politieke visie, godsdienst, land waar je woont en eventueel het land van herkomst. Omdat je vrienden, je werk en de politieke situatie kunnen veranderen, verandert de eigen identiteit mee. Elke identiteit is complex, beweeglijk en veranderlijk.

Tabel 7.1 Componenten van een identiteit

componenten van de identiteit:	Fatima	Marieke
woonplaats	Amsterdam	Amsterdam
geboorteland	Nederland	Nederland
moedertaal	Nederlands en Marokkaans	Nederlands
vriendenkring	via school	via school
opleiding	apothekersassistent	apothekersassistent
werk	in supermarkt	in supermarkt
politieke voorkeur	PvdA	PvdA
godsdienst	Islam	Rooms Katholiek
geboorteland van ouders	Marokko	Nederland

Hoewel Fatima en Marieke op het eerste gezicht misschien veel verschillen van elkaar, hebben ze veel overeenkomstige componenten binnen hun identiteit.

Uit wetenschappelijk onderzoek blijkt dat culturele verscheidenheid een bron voor welvaart is. Maar bij een snelle toename van mensen met verschillende culturele achtergronden kan het juist leiden tot een afname van het onderling vertrouwen tussen groepen. Door de grote pluriformiteit in onze samenleving gaan mensen zich onzeker voelen en zijn ze op zoek naar houvast en geborgenheid. Door de groei van de islam in Nederland gaan mensen op zoek naar het eigen erfgoed. Daarnaast willen ze weten wat de Nederlandse identiteit eigenlijk inhoudt. Bestaat die wel?
Hoe moeten we de Nederlandse identiteit omschrijven? Gaat het daarbij om de eigenaardigheden van Nederlanders, zoals ze bekend

Figuur 7.2
Wie is de Echte
Nederlander?

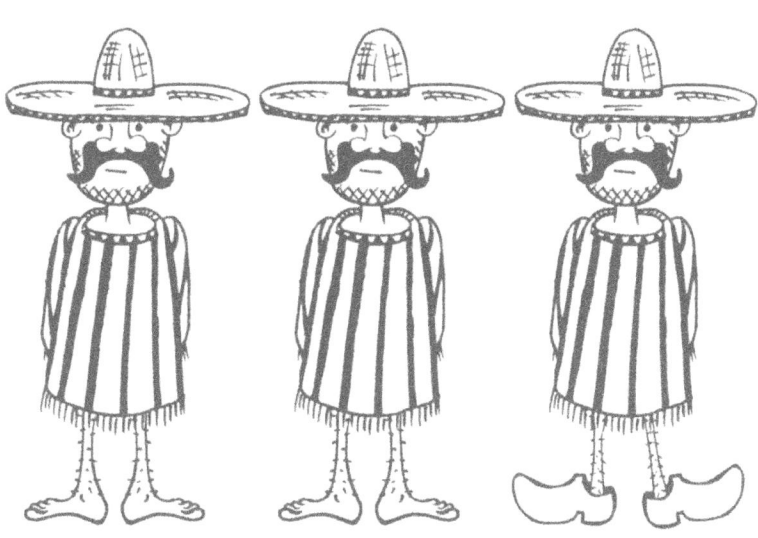

staan om bijvoorbeeld hun zuinigheid en hun directheid? In geen enkel ander land wordt de agenda zo vaak getrokken als in Nederland. Alles is gepland, zelfs een afspraak tussen vrienden. Nederlanders komen doorgaans op tijd op afspraken en raken geïrriteerd als anderen te laat komen. Op het toilet hangt de verjaardagskalender, zodat iedereen kan zien wie je vrienden zijn. Nederlanders hebben vaak als uitgangspunt: 'Doe maar gewoon, dan doe je al gek genoeg.'
Zijn dat eigenschappen die nieuwe Nederlanders zich ook eigen moeten maken? Of is het zo dat de Nederlandse identiteit vooral te maken heeft met de Nederlandse geschiedenis en de Nederlandse taal? Maar de geschiedenis en de taal zijn veranderlijk. Is het Nederlandse koningshuis een belangrijk symbool van onze identiteit? Is het het Nederlandse voetbal dat ons samen bindt? Maar er zijn mensen die helemaal niets met het koninklijk huis of met voetbal hebben!

Tijdens een interview werd aan meneer Jansen gevraagd: 'Hoe herken je een echte Nederlander?' Deze meneer antwoordde dat hij zelf een echte Nederlander was en dat hij zo aan een ander kon zien wie een echte Nederlander was. Toen hem gevraagd werd welke kenmerken daar dan bij horen, kon hij daar echter geen antwoord op geven. Het is dus niet zo simpel om aan te geven wat die Nederlandse identiteit is. Iedere mens is uniek en heeft meerdere dimensies.

Seada Nourhussen die net haar geboorteland Ethiopië heeft bezocht:
Ik ben niet alleen Ethiopische of Nederlandse. Ik ben van het vrouwelijk geslacht en een ietsiepietsie feministisch. Ik ben ex-vluchteling. Ik ben zwart en beïnvloed door zwarte vrijheidsstrijders zoals Martin Luther King, Malcolm X, Nelson Mandela; opgegroeid met zwarte muziekvormen als rap, reggae en soul. Ik ben dochter van moslims, maar opgegroeid in een christelijk dorp in de biblebelt. Ik ben inwoner van een grote stad en journalist. Al deze onderdelen vormen mijn identiteit.
In Ethiopië was ik een Nederlander, ze noemden me daar Jerenj, witte, en moesten lachen om mijn Nederlandse accent. In Nederland ben ik een Ethiopiër, zwarte vrouw, of algemener: een allochtoon. Noem mijn identiteit gespleten, of positiever: gelaagd. Hoewel ik niet in Nederland geboren ben, heb ik uiteraard wel veel binding met dit land. Ik ben hier gevormd, ben dankbaar voor alle kansen die ik hier heb gekregen. Ethiopië is mijn geboorteland en daar ben ik heel trots op.
Trouw, 31 oktober 2007.

Volgens sommige mensen hoeven we geen aandacht te besteden aan de nationale identiteit. We zijn toch allemaal wereldburgers! Maar naast alle globaliserende ontwikkelingen zie je dat mensen gaan verlangen om bij kleinschalige groepen te horen. Niet iedereen voelt zich prettig en veilig in die grote, open ruimte. Mensen kunnen zich terugtrekken op eigen eilandjes, binnen eigen traditionele groepen en verbanden. Het wij-zijdenken kan daardoor toenemen.

7.4 Wij-zijdenken

Op 11 september 2001 vlogen twee vliegtuigen in de torens van het World Trade Centre in New York. Het bleek een terroristische actie van Al Qaeda, een extremistische moslimorganisatie. Deze gebeurtenis zorgde er mede voor dat steeds meer mensen openlijk alle moslims gingen veroordelen. Het wij-zijdenken werd sterker.
Op 2 november 2004 werd in Nederland de filmmaker Theo van Gogh vermoord door Mohammed B., een inwoner van Nederland met een Nederlands en Marokkaans paspoort. Nederland was ge-

schokt. Hier was iemand vermoord om zijn ongezouten mening. Het wij-zijdenken nam verder toe.

> Tineke is tandartsassistente en heeft het volgende in haar dagboek geschreven:
> 'Vandaag was er in de tandartspraktijk een spoedgeval tussendoor gekomen. Het spreekuur liep uit en de mensen in de wachtkamer vonden dat vervelend. Een paar mensen werden boos op mij en ik wist niet goed hoe ik ermee moest omgaan. Een (autochtone) zakenman viel uit tegen mij en hij zei: 'Meneer de tandarts denkt vast dat hij alle tijd van de wereld heeft en ik maar wachten. Mijn tijd is echter kostbaar!' Hij liep boos naar buiten en smeet de deur achter zich dicht. Een (allochtone) man begon tegen mij te schelden en ik probeerde de zaak te sussen. Hij reageerde daarop door te zeggen dat hij zich door mijn opmerkingen gediscrimineerd voelde. Ik voelde mij er alleen voor staan. De mensen in de wachtkamer keken gewoon de andere kant op en deden net of ze niks hoorden. Toen deze man ook boos weggelopen was, begonnen ze opeens een discussie in de wachtkamer over al die buitenlanders die zich zo slecht gedragen. De buitenlanders zouden zich veel meer moeten aanpassen en anders moesten ze maar weer teruggaan naar hun eigen land.'

Als mensen vroeger wel eens hun twijfels uitten over de multiculturele samenleving dan werd dat al snel gezien als racisme. Benadrukt werd dat de samenleving met al die andere culturen er alleen maar boeiender op werd. Het uitgangspunt van de overheid was: integratie met behoud van de eigen identiteit. Op beleidsmatig terrein werden de ook aanwezige negatieve kanten van de multiculturele samenleving ontkend. Vooral autochtone bewoners in wijken waar het merendeel allochtoon was, voelden zich in dit klimaat van politieke correctheid niet begrepen. Ze ondervonden veel overlast en problemen. Ze kregen geen contact met hun buren, omdat die geen Nederlands spraken. Irritaties konden dus ook niet besproken worden. Er waren bepaalde groepen allochtone jongeren die voor overlast zorgden.

Tegenwoordig hoor je uitspraken als: 'De integratie van allochtonen is mislukt.' en 'Allochtonen moeten zich aanpassen aan onze normen en waarden.' Frappant is dat een onderzoek uitwees dat veel autochtonen vinden dat allochtonen niet geïntegreerd zijn, terwijl veel allochtonen vinden dat ze dat wel zijn. Blijkbaar is er geen overeenstemming over wat integratie nu eigenlijk is.

Als er gezegd wordt dat allochtonen zich moeten aanpassen aan de Nederlandse normen en waarden, dan wordt er niet bij gezegd welke dat dan zijn. Het is niet duidelijk aan te geven wat precies de Nederlandse normen en waarden zijn. Wat dat betreft is de Nederlandse samenleving ook erg aan het veranderen. De normen en waarden van vijftig jaar geleden kunnen we niet meer opleggen aan nieuwe bewoners. Wat zijn de Nederlandse normen en waarden op dit moment? Kunnen we in deze tijd van individualisering (zie hoofdstuk 3) wel spreken van eenduidige normen en waarden?

> **Een vluchteling uit Iran vertelt over zijn komst in Nederland:**
>
> Ik had in Iran meegemaakt dat je niet voor je eigen mening uit mocht komen, ik moest er zelfs voor vluchten. In Nederland vond ik het een verademing dat ik wel kon zeggen wat ik dacht. Belangrijke waarden van de Nederlandse samenleving vind ik: vrijheid van meningsuiting, vrijheid van godsdienst en gelijkheid. Ik ben sinds de dood van Theo van Gogh bang dat de situatie tussen de verschillende culturele en godsdienstige groepen gaat verslechteren.

Een realistische kijk op de multiculturele samenleving is mogelijk. Contact leggen met iemand van een andere cultuur vraagt wat meer inzet dan met iemand van je eigen achtergrond. Dat geldt dus ook voor de Nederlandse punker en het Nederlandse lid van een strenge kerk.

7.5 Identificatie met Nederland

In de politiek is men op zoek om de samenhang in onze multiculturele samenleving te vergroten. De Wetenschappelijke Raad voor het Regeringsbeleid (WRR) heeft een rapport met de titel *Identificatie met Nederland* geschreven. Het rapport stelt dat er geen eenduidige Nederlandse identiteit valt aan te geven. Er zijn wel bepaalde gewoonten die autochtone Nederlanders hebben, maar in totaliteit is de Nederlandse identiteit zo divers en veranderlijk dat je die niet aan nieuwkomers kunt voorhouden en verplicht kunt stellen. Veel belangrijker vindt de WRR dat de politiek meer aandacht gaat besteden aan identificatieprocessen. De identificatie (vereenzelviging) met Nederland gaat volgens hen vooral via de volgende drie identificatieprocessen:

1 Functionele identificatie. Mensen zijn lid van een sportvereniging, beroepsgroep, werknemer bij een bedrijf, bewoner van een bepaalde buurt, lid van een politieke partij of student aan een bepaalde school. Ze worden niet meer gezien als allochtoon of autochtoon. Mensen hebben een gemeenschappelijk belang en zijn van elkaar afhankelijk. Hoe meer mensen van verschillende culturele achtergronden op deze gebieden met elkaar omgaan, des te meer voelen ze zich bij elkaar en bij Nederland betrokken. Hiervoor is het wel noodzakelijk om goed de Nederlandse taal te spreken. In de praktijk zie je dat in Nederland veel mensen geen werk hebben. Ze krijgen een uitkering en komen moeilijk weer uit die uitkeringssituatie. In New York schijnt er veel minder werkeloosheid te zijn onder allochtonen dan in Amsterdam. In New York werd grote aandacht besteed aan het vinden van werk; zo zijn er waterschenkers in restaurants, liftbedienden in de wolkenkrabbers en schoenpoetsers op kantoren. Met dit soort banen krijgen mensen (zowel allochtonen als autochtonen) in New York de kans om zichzelf op te werken. In Nederland zijn dit soort banen wegbezuinigd en blijven veel laaggeschoolden hangen in een uitzichtsloze uitkeringssituatie.

2 Normatieve identificatie. Binnen de democratische rechtsstaat geldt de grondwet. Geweld wordt strafrechtelijk bestreden. In Nederland kennen we de scheiding van kerk en staat en de gelijkheid van mannen en vrouwen. Discriminatie van mensen met een ander geloof of andere seksuele geaardheid is niet toegestaan. Er zijn ook ongeschreven regels, sociale gedragsregels. Daarnaast zijn er internationale verdragen, zoals de universele verklaring van de rechten van de mens. In Nederland was het jarenlang de gewoonte om allerlei zaken te gedogen en voor bepaalde vergrijpen kregen mensen erg lage straffen. In de Oudejaarsnacht van 31 december 2007 werd veel vernield en hulpdiensten werden lastiggevallen terwijl ze probeerden mensen te helpen. De politiek wil dit soort zaken nu anders gaan aanpakken. Sommige

mensen trekken de vrijheid van meningsuiting ver door en vinden dat ze ook het recht hebben om te beledigen. Je kunt je afvragen of vrijheid van meningsuiting niet gepaard moet gaan met de verantwoordelijkheid om anderen niet nodeloos te kwetsen. Oud-minister Wiegel van de VVD zei daarover: 'Het ongebreideld gebruik van het vrije woord gaat ten koste van het fatsoen en verhardt de samenleving.'

Mohamed Sini (directeur Stedenbeleid bij ROC Midden Nederland):
De toon is belangrijk in het debat. Ik heb geen moeite met de directheid van Nederlanders, dat is het niet. Je ziet het in meer westerse landen zoals Italië of Frankrijk. Het heeft waarschijnlijk met moderniteit te maken, de verzakelijking en gejaagdheid van de samenleving. In traditionele, Afrikaanse samenlevingen is men minder rechtstreeks. Maar je kunt ook direct zijn zonder iemand te beledigen. En dat was vóór de aanslagen op 11 september in Nederland ook de teneur. Ik kwam op mijn vijftiende naar Nederland. Mijn vader was gastarbeider en liet ons gezin vanuit Marokko overkomen. Toch heb ik me nooit méér moslim gevoeld dan na die elfde september. Identiteit ging een rol spelen. Ik had zowel allochtone als autochtone vrienden en had me nog nooit afgevraagd wie zij waren of wie ik was. Ik deelde een leven met hen. Ineens waren mijn afkomst en religie belangrijk. (...) Je moet je in elkaar willen verdiepen. Ik had onlangs een soort kerstdiner, door de kerk georganiseerd op initiatief van moslims. Nadat we christenen op onze iftars, de maaltijden na zonsondergang tijdens de ramadan, uitnodigden, leek het moslims goed om samen met christenen hun belangrijke momenten te vieren. De gasten vertelden verhalen uit de humanistische en christelijke traditie. Degene die een joods verhaal zou vertellen, was door een sterfgeval verhinderd en vroeg een van de islamitische gasten dit verhaal voor te lezen. Dat ging heel harmonieus. (...) Er worden veel boeken over de islam verkocht in Nederland, dat is een goed teken. Toch zullen minderheden zich ook in de meerderheid moeten verdiepen. Ze dienen een brug te slaan naar christenen, joden en homoseksuelen.
Trouw, 7 januari 2008.

Figuur 7.3
Heeft eerlijkheid zijn grenzen?

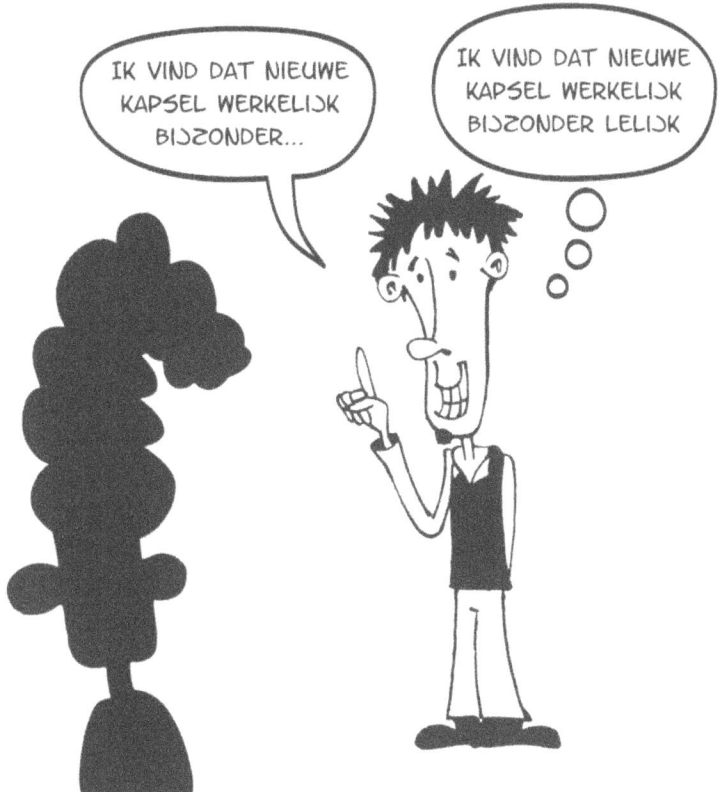

3 Emotionele identificatie. Gevoelens van verbondenheid met anderen en met Nederland kun je mensen niet opleggen. Vaak wordt van mensen een keuze verlangd vóór Nederland en dus tegen het land waar ze vandaan komen. Loyaliteit aan Nederland is echter niet af te lezen aan het aantal paspoorten dat iemand heeft. Emotionele identificatie is vooral het *gevolg* van functionele en normatieve identificatie, maar kan wel ondersteund worden door festiviteiten, rituelen en symbolen. Nederlanders kunnen hun geschiedenis en hun gezamenlijke toekomst vieren. Naturalisatieceremonies zijn ook een voorbeeld van dit soort festiviteiten.

INTEGRERENDE ACTIVITEITEN

Zoals al eerder aangegeven, is werk een integrerende activiteit bij uitstek. De politiek kan werkgevers stimuleren om mensen van allerlei achtergrond aan te nemen. Vrijwilligerswerk kan ook de integratie bevorderen, door lid van een bestuur of van een ouderraad te worden.

Alle bewoners samen zijn verantwoordelijk voor de leefbaarheid in de eigen buurt. Het is niet de bedoeling dat bewoners rotzooi op straat gooien of troep maar laten liggen. Elkaar pesten door herrie te maken, bevordert de leefbaarheid niet. Als je nooit gegroet wordt door de buren, dan geeft dat een onaangename sfeer. Leefbaarheid is afhankelijk van verkeersoverlast, geluid- en stankoverlast, vervuiling en onveiligheid. Een goede invloed op de leefbaarheid hebben bijvoorbeeld groen, parken, buurtfeesten en een sociale samenhang van de wijkbewoners. Bepaalde zaken moeten door de politiek opgelost worden. Maar de politiek kan niet alles! Bepaalde dingen kunnen bewoners zelf doen. Ze kunnen met elkaar activiteiten organiseren: bijvoorbeeld schoonmaakacties in de buurt, straatfeesten, sportactiviteiten, creatieve activiteiten, culturele en kunstzinnige activiteiten. Omdat mensen vaak geneigd zijn om alleen om te gaan met mensen van hun eigen achtergrond, is het wel belangrijk dat hiervoor alle buurtbewoners, dus mensen van verschillende achtergrond, worden gevraagd en gestimuleerd.

Voorbeelden van integrerende activiteiten

In Lindenheuvel, een wijk in Geleen, woonden mensen van negen nationaliteiten bij elkaar. Ze hebben samen afval afgevoerd, een kinderboerderij gebouwd, een voetbalveld en een speeltuin aangelegd. De bewoners die elkaar voorheen nauwelijks spraken, zitten nu gezellig bij elkaar op de bankjes te genieten van hun werk.

In Dieren hebben de kerken en de moskee gezamenlijk initiatieven genomen voor kennismaking en uitwisseling van ervaringen. Leden van de verschillende gemeenschappen bezochten elkaars gebedsruimten en gingen bij elkaar thuis op de thee. Er werd niet alleen over het geloof gepraat, maar ook over maatschappelijke problemen. De initiatieven hebben het onderlinge begrip en de contacten in de woonplaats versterkt.

Samenvatting

Globalisering is onder andere mogelijk gemaakt door ontwikkelingen op het gebied van vervoer en telecommunicatie. Vele internationale organisaties zijn ontstaan. Mede door deze globalisering is er een zoektocht ontstaan naar de eigen identiteit en de identiteit van Nederland. De politiek wil het wij-zijdenken doorbreken en de WRR schreef het rapport *Identificatie met Nederland*. Identificatie verloopt volgens de WRR door drie processen: de functionele, de normatieve en de emotionele identificatie.

8 Techniek, media en consumentisme

leerdoelen   Aan het eind van dit hoofdstuk weet je:
- wat technologie is;
- wat schriftelijke bronnen, de media en ICT zijn;
- wat de invloed is van technologie en de nieuwe media op onze samenleving;
- een aantal technieken te noemen waarmee informatie gemanipuleerd wordt;
- wat de invloed van de media op de consument is;
- wat de informatiebronnen voor consumenten zijn en hoe ze gebruikt kunnen worden;
- dat er vragen zijn rond producten;
- wat consumentenrechten en adviesinstanties zijn, hoe je ze kunt bereiken en hoe je ermee om kunt gaan.

Dit hoofdstuk bekijkt welke invloed de media in onze technologische samenleving op ons leven hebben. Centraal zal de consument als zorgvrager staan. Dat is degene die gebruik maakt van de zorg die apothekers, tandartsen en artsen verlenen. De consument wordt ook beïnvloed door de media. In deze technologische samenleving, met haar vele informatiebronnen en vele media, staan zorgvragers onder druk. We kunnen veel gezondheidszorg kopen, maar echte gezondheid krijg je daar niet altijd mee.

8.1 Technologie en techniek

De samenleving in het rijke westen van Europa is doordrenkt met techniek en technologische uitvindingen. Techniek komt van het Griekse woord *techné* dat eerst 'een doelgerichte manier van handelen' betekende. Later werd het woord ook gebruikt voor de materiële middelen die men daarbij gebruikt. Als voorbeeld voor de eerste betekenis kun je denken aan begrippen als 'voetbaltechniek' of de 'techniek van een chirurg'. Het gaat hier om bekwaamheden, de wijze waarop een handeling wordt uitgevoerd. Een voorbeeld van de tweede betekenis zie je in de zin 'De laboratoriumproef werd gedaan met een moeilijke techniek.' Dan betekent het een elektronisch apparaat of bepaalde scheikundige apparaten en processen. De Grieken kenden ook het woord *technikos*, kunstmatig of kunstig; we noemen iets technisch als het ingewikkeld en ondoorzichtig in elkaar zit. Je kunt bijvoorbeeld zeggen: 'Hij hield in die lezing een heel technisch verhaal over bloed.'

De invloed van techniek

Techniek kan het sociale leven veranderen. Zo vertelt de schrijver Sclove hoe de bewoners van het Spaanse dorp Ibieca op een bepaald moment stromend water in hun huizen kregen. Dat vond iedereen fantastisch, totdat duidelijk werd dat een aantal voor het dorpsleven cruciale gewoonten verdween. De vrouwen van het dorp kwamen niet meer bij elkaar op de oude plek om water te halen, mannen verloren het contact met hun kinderen. De ezels die het water naar verschillende plaatsen transporteerden, werden overbodig, tot intens verdriet van een paar dorpsbewoners die niets meer hadden om voor te zorgen. Dit voorbeeld geeft aan hoezeer techniek de sociale realiteit kan vormgeven, structureren en dat techniek ook als een sociale structuur moet worden gezien. Er is geen wezenlijk verschil tussen bijvoorbeeld wetten die ons gedrag structureren/ vormgeven en techniek.

Bron: Sclove in *Democracy and Technology* (geciteerd in *Zeno*, jaargang 96, no. 2).

Als we het in dit hoofdstuk hebben over 'technologisering', bedoelen we het overdragen van menselijke handelingen en functies op machines. We zullen dat nog verder uitleggen.

Mensen kennen technieken of vaardigheden om iets te bereiken. Neem bijvoorbeeld de techniek om vuur te maken: je slaat twee vuurstenen tegen elkaar en dan springt er een vonk vanaf. Tegenwoordig hebben we lucifers, aanstekers en elektrische ontstekingen. Niemand slaat meer met stenen tegen elkaar of gebruikt een vergrootglas. Maar is een aansteker technisch gezien beter of anders? Er wordt dan immers ook een steentje gebruikt om een vonkje te krijgen.

Allerlei technieken worden vernieuwd en sommige zijn bijna verdwenen. Het lijkt wel of dat eigen is aan techniek, verandering en vernieuwing. Je oma kon vroeger om te koken een kolenkachel aanmaken met steenkool, ze kan natuurlijk ook een gasfornuis aansteken of een elektrische kookplaat aanzetten en een magnetron bedienen. Maar kun jij nog een kolenkachel aanmaken en aanhouden?

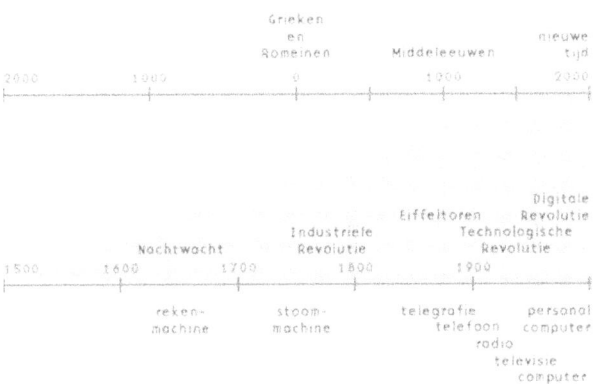

Figuur 8.1
Tijdbalk techniek.

8.2 Informatietechnologie en de media

De technologie biedt veel mogelijkheden, ook op andere terreinen dan de industrie. In de zestiende eeuw werd de drukpers uitgevonden. Het belang van het boek en het pamflet nam toen erg toe. De eerste tijdschriften werden omstreeks 1618 gedrukt; Libelle en Margriet hebben dus hele oude voorgangers.

Met de opkomst van de massa, de arbeider in de grote stad, nam ook de behoefte aan informatievoorziening toe. Meer mensen wilden meer weten, en de overheid en vele anderen begrepen dat het ook handig was wanneer je meer mensen met je boodschap kon bereiken. En al die nieuwe informatie moest natuurlijk ook een stuk sneller verspreid worden: de mensen gingen sneller leven.

De media zijn de dragers van deze informatie (bijvoorbeeld kranten en tijdschriften). Een medium bemiddelt tussen twee gebruikers; massamedia bereiken grote groepen mensen.

TELEGRAFIE, TELEFOON, TELEVISIE

Men ontdekte de telegrafie: via kleine stroomstootjes kon je een boodschap vliegensvlug naar de andere kant van het land brengen, sneller dan een ruiter of postduif dat kon. En met de telex kon je teksten en plaatjes over een grote afstand versturen (het was de voorloper van de fax). Tele betekent 'afstand' of 'ver': je kunt over een verre afstand communiceren. Ook de telefoon brengt informatie van ver. Met deze nieuwe technieken werd de informatievoorziening vele malen vergroot.

Aan het begin van de twintigste eeuw, zo rond 1900, werden ook de radio en de televisie uitgevonden. Beide uitvindingen zorgden ervoor dat de wereld in de huiskamer werd gebracht. De realiteit wordt natuurlijk wel door de ogen van de programmamakers gebracht, echt objectief zijn radio en tv niet. De informatievoorziening nam met het gebruik van deze elektrische media gigantisch toe. Een medium als de televisie is niet meer uit ons dagelijks leven weg te denken.

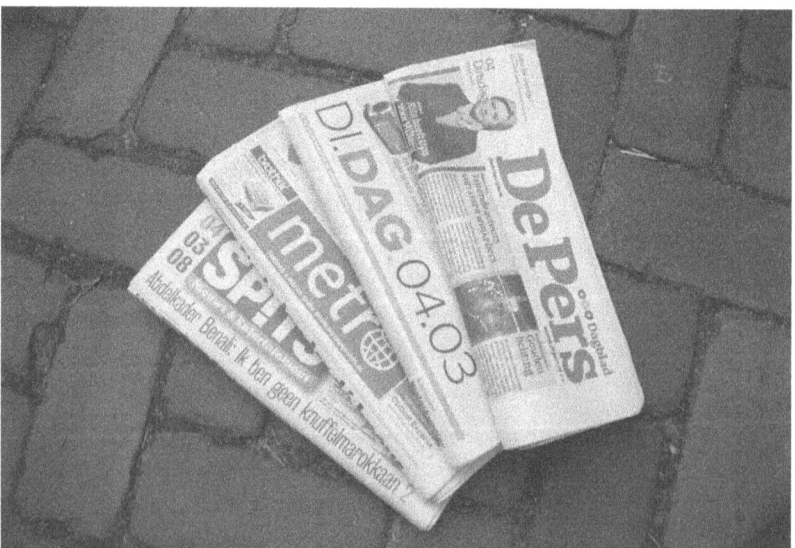

Figuur 8.2
Het nieuws ligt op straat.

ANDERE VORMEN VAN COMMUNICATIE

Met de komst van de computer en internet zijn we op een punt gekomen waarop we kunnen communiceren met iedereen die over dezelfde technologie beschikt. Je logt in op een site in Amerika, chat met iemand in Australië en e-mailt je vriendin die in het andere lokaal op school zit. Alles is even ver weg of even dichtbij gekomen. De realiteit is een virtuele realiteit geworden, de digitale ruimte is je kunstmatige omgeving (cyberspace).

Met elektriciteit kregen we nieuwe informatiemogelijkheden en daarmee hebben we nu toegang tot veel verschillende vormen van informatie. Maar brengt dat ook de mogelijkheid om goede en betrouwbare informatie te kiezen? Zijn er ook nadelen aan de informatietechnologie verbonden?

8.3 De technologische en elektronische revolutie

In het hoofdstuk 6 over Mens en werk behandelden we de industriële revolutie. Met de ontdekking van de stoommachine, een apparaat om kracht op te wekken, kon men water pompen, treinen laten rijden en machines laten werken. Maar de tijd gaat in sneltreinvaart voort en vooral in de negentiende eeuw (1800-1900) werden veel nieuwe uitvindingen gedaan, juist ook op het gebied van de techniek. We noemen deze eeuw dan ook de technologische eeuw.
Het hoogtepunt van de technologische revolutie is de uitvinding van de automaat, een apparaat dat zelf werkt (auto = zelf). De bouw en introductie van de auto is een mooi voorbeeld van technologische revolutie. Deze machine kon zichzelf voortbewegen en maakte de bestuurder van dit voertuig mobiel – vandaar het woord automobilist.

AUTOMATEN

Sinds de ontdekking van de elektrische stroom worden veel apparaten aangedreven door elektriciteit. Automaten bestaan al honderden jaren: al in de tijd van Rembrandt – de zeventiende eeuw – kende men rekenmachines en uurwerken. Met de stoommachine werd via stoomkracht energie geleverd, machinaal. Met de ontdekking van elektriciteit als krachtbron was het mogelijk nauwkeurig en verfijnd apparaten te laten werken. De telefoon was niet denkbaar zonder elektriciteit, en ook nu kan je mobiel niet zonder een oplader. We zijn volkomen afhankelijk geworden van de stroomvoorziening. Kijk maar in huis hoeveel elektrische apparaten er staan, en dat neemt jaarlijks nog toe.

DE ELEKTRONISCHE REVOLUTIE

Nieuwe generaties apparaten werken niet meer mechanisch, maar elektronisch. Met bepaalde elementen (chips) kunnen ze informatie opslaan; deze informatie wordt dan weer in een nieuwe situatie gebruikt. Er ontstaan 'denkende' machines, machines die automatisch reageren als er iets fout gaat, machines die zichzelf kunnen controleren en bijstellen. De arbeider die niet langer gereedschap hoefde te hanteren, hoeft nu ook geen machines meer te bedienen, de machine kan het zelf. De arbeider moet alleen de automaat bewaken. Bekende producten uit deze tijd van de automaat zijn de robot, een zelfbesturende machine en de thermostaat.
Elke dag word je geconfronteerd met de computer, of nog beter: de personal computer (pc). Op het werk bestaat er een ICT-afdeling. ICT betekent Informatie en Computer Technologie. Of je nu werkt

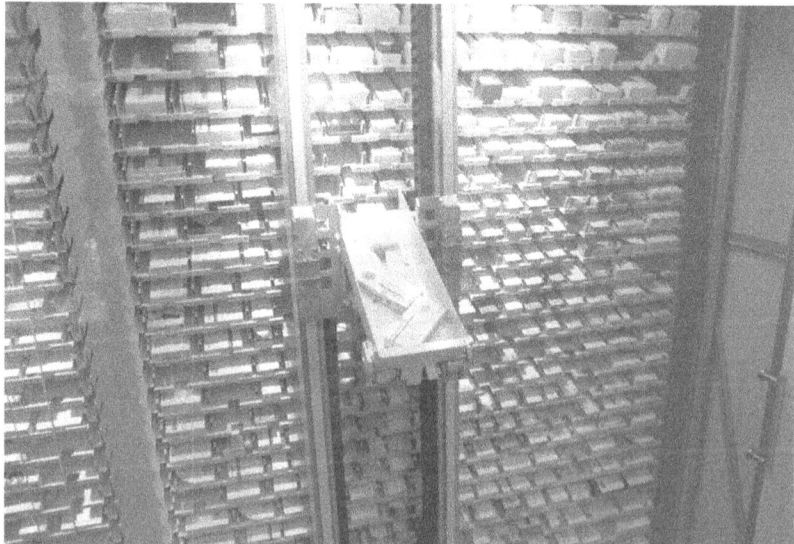

Figuur 8.3
De robot heeft zijn plaats ingenomen in de apotheek.

in de apotheek, bij de tandarts of in de dokterspraktijk, de computer is niet meer weg te denken uit het beheer van de administratie. In een computer komen twee zaken bij elkaar: de computer werkt niet alleen automatisch, maar heeft ook een geheugen. Geen herinneringsgeheugen zoals bij de mens, maar een digitaal geheugen: het kan informatie op een uiterst compacte manier opslaan. Via het toetsenbord en computerscherm kan die informatie weer te voorschijn gehaald worden.

Computers kunnen dus allerlei informatie (boodschappen) opslaan en verwerken. Daarvoor worden ze geprogrammeerd. Computers werken via programma's die commando's uitvoeren. Voor de opslag en verwerking van de codes zijn chips ontwikkeld, superkleine wondertjes van techniek die digitale informatie kunnen vastleggen. Chips vormen de kern van apparaten als mobiele telefoons, computers en allerlei elektrische apparaten in de keuken. Je herkent deze apparaten soms aan het digitale display (met bijvoorbeeld de tijdweergave).

Vanaf 1960 waren er in Nederland al computers, alleen waren die zo groot als een heel klaslokaal. Met de introductie van de pc in het begin van de jaren tachtig van de vorige eeuw ontstond een heel nieuwe markt voor de computer. En omdat de technologische vernieuwingen steeds sneller gingen, kan een eenvoudige computer van tegenwoordig veel meer en werkt deze sneller dan de giganten uit 1960.

> Henriëtte is doktersassistent en is na een dag werken echt moe. Ze werkt veel achter een beeldscherm en moet vaak van haar werk opkijken. Ze moet haar aandacht steeds weer richten op een nieuwe bezoeker. Moderne hulpmiddelen zijn natuurlijk erg handig en je hebt in korte tijd snel de benodigde informatie, maar Henriëtte merkt ook dat ze soms het overzicht kwijtraakt.
> Gelukkig is ze nu thuis, uitgewaaid van de fietstocht. Ze zet de fiets in de schuur. Omdat het al donker is, floept er automatisch een buitenlamp aan. Ze opent de achterdeur en draait de lichtschakelaar om. Ze vindt het fijn om weer thuis te zijn en ze hoeft vanavond nergens naartoe. Nu eerst even het huis op temperatuur brengen: ze zet de thermostaat op 20 graden. Ze

klikt met de ingebouwde automatische ontsteker het gasfornuis aan en zet een ketel water op voor thee.

TECHNIEK EN DE 21E EEUW

Met internet en het elektronische verkeer zijn de laatste jaren de mogelijkheden van communicatie sterk toegenomen. Allerlei combinaties worden al uitgeprobeerd, van dvd tot wap, en steeds weer blijkt dat elke nieuwe ontwikkeling een vooruitgang betekent. Het lijkt wel of we in de toekomst ons huis niet meer uit hoeven voor ontspanning en de boodschappen, misschien zelfs niet meer voor school. Binnen niet al te lange tijd zit iedereen tegelijk online, met videobeelden en geluid, op de digitale snelweg, de snelweg die geen files kent.

Maar is het gebruik van de computertechniek uiteindelijk gewoon een snellere manier van communiceren? De computer heeft immers de mogelijkheid om in korte tijd veel informatie binnen het bereik van veel personen te brengen. Het is de vraag of deze tijdwinst zinvol gebruikt wordt. Veel tijd en energie wordt ingezet voor nog meer arbeid of voor nog meer consumptie. En die toename aan communicatiekanalen betekent niet dat de communicatie tussen mensen verbetert. Soms gaat communicatie juist beter als er, zoals op een Amerikaans bedrijf, op vrijdag niet gemaild mag worden. Hoe gaan we om met al die mogelijkheden en hoe gebruiken wij al die technische apparaten zoals onze auto, onze wasdroger en ons internet (voor vliegreisboekingen)? Dat zijn ethische vragen (die in het volgende hoofdstuk aan de orde komen), maar ook hele praktische vragen rond ons koopgedrag en gebruikersgedrag. En daar gaat het volgende thema over.

8.4 Consument

Wat is een consument? Iedereen is consument. Iedere inwoner van Nederland koopt goederen of gebruikt een dienst en daarmee consumeert hij. *To consume* betekent in het Engels ook 'gebruiken' of 'verbruiken'. Wij zijn met elkaar gebruikers van diensten en goederen. We gebruiken de bronnen uit de aarde. Wij consumeren voed-

sel dat uit de grond komt, olie die gewonnen wordt en hout dat gekapt wordt. En we gebruiken ook diensten: overheidsdiensten, gezondheidszorg, onderwijs enzovoort.
Het tegenovergestelde van de consument of gebruiker is de leverancier of de producent. Die levert een economische prestatie en biedt de consument zijn waar aan.

De consument in de Westerse wereld is een grootgebruiker: per inwoner verbruiken we bijvoorbeeld veel meer energie dan iemand in Afrika, en iemand uit de Verenigde Staten zal gemiddeld weer meer dan een Nederlander gebruiken, dus meer consumeren. Maar ook als we kijken naar de diensten is de westerse consument verwend: hij kan kiezen uit een groot aantal dienstverlenende instanties en bedrijven die hun 'producten' aan de man willen brengen.

Onze samenleving is sterk gericht op marktwerking, dit is de concurrentie tussen producten. Het consumentisme hoort bij die concurrentie. Je hebt immers iets te kiezen als consument en je kunt letten op kwaliteit of op prijs, of op de meest voordelige combinatie daarvan. De consument moet in de westerse visie op economie op een vrije markt kunnen kopen en verkopen, en dus veel vrijheid krijgen om te kiezen. De overheid moet, in deze visie, die vrije markt bevorderen.
Waarom noemen we onszelf consument, en wat is dat eigenlijk? We maken onderscheid tussen vier visies op de consument.

1 De rationele consument. Deze visie zegt dat de consument rationeel is in het maken van keuzes. Elke consument maakt een verstandige afweging op rationele gronden, om een product wel of niet te kopen. Rationeel wil zeggen: met verstand en niet-emotioneel, door afwegingen en niet door een impuls. In deze visie wil elke consument alle mogelijke redenen om een product te kopen tegen elkaar afwegen. Veel mensen zoeken bijvoorbeeld, voordat ze met een vraag naar de dokter gaan, hun vraag op internet. Ze proberen zoveel mogelijk te weten te komen en leggen al die brokjes van informatie naast elkaar. Ze denken dat wanneer ze alles over iets weten, ze als consument een goede afweging kunnen maken; bij het kopen in de winkel maar ook bij het gebruiken van gezondheidszorg. Is dat laatste wel mogelijk?

Figuur 8.4
Is consuminderen nog mogelijk?

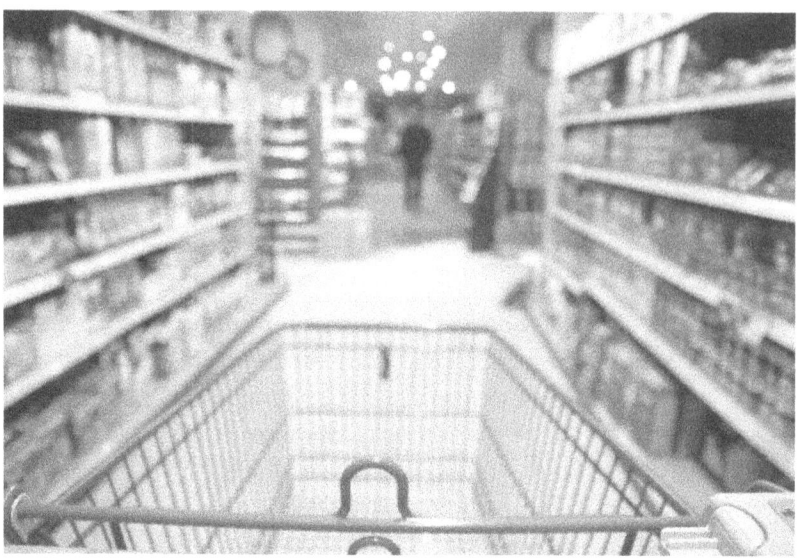

2 De passieve consument. In deze benadering is de consument overgeleverd aan de marktwerking, aan bijvoorbeeld de reclame of de marketing. Consumenten zijn afhankelijke wezens die niet zelf kunnen kiezen omdat de wijze van beïnvloeding, de manipulatietechniek, sterker is. Een bepaalde reclameboodschap of een tune blijft je bij omdat jij ervoor open staat. Deze visie krijgt als kritiek dat de consument wel degelijk kan kiezen; hij heeft een eigen wil, en voorkeur. En al de 'subtiele' reclametechnieken of aansprekende voorlichtingsfilms zetten mensen niet automatisch tot koopgedrag aan: er zijn altijd meer factoren in het spel die maken dat een consument een bepaald product koopt. Veel ouderen zijn passief in hun gebruik van bijvoorbeeld de gezondheidszorg. Ze laten zich graag voorlichten en zijn niet kritisch. Jongeren willen meer vragen stellen en willen ook meer opties, keuzemogelijkheden. Misschien zijn jongeren wel minder passieve consumenten, maar waarom dragen ze dan zo vaak merkkleding en luisteren ze allemaal naar dezelfde muziek?

Hans en Burak kijken nog even op hun mobiel. Nee, geen aanbiedingen dit keer via hun sms-dienst. 'Ga je straks nog even kijken op hun site?', vraagt Hans. Burak knikt en slaat zijn mobieltje dicht. Hij wil dolgraag die aanbieding van die bekende elektronicawinkel te pakken krijgen en hij zal thuis direct op het internet gaan zoeken. Toevallig zag hij gisteren in een reclamefolder dat deze gadget nu voordelig te koop was. 'Als je je abonneert op hun sms-dienst, krijg je gratis de nieuwste aanbiedingen van hen door, dan krijg je een voorkeursbehandeling en kun je producten eerder dan andere klanten kopen', ging Hans door. Maar Burak luisterde al niet meer naar Hans; hij had zijn iPod al in zijn oren en wilde snel naar huis. Dom eigenlijk dat hij nog geen internet op zijn mobiel had gekocht. Hij was gewoon te zuinig geweest toen hij dit abonnement kocht.

3 De cognitieve consument. Deze visie geeft een reëler beeld van de consument dan de eerste twee benaderingen van de consument: de persoon wordt in deze visie gezien als een informatieverwerker (cognitief betekent: met je hersenen). Hij staat open voor veel informatie maar gaat ook op zoek naar informatie. Een belangrijk verschil met de rationele visie is dat in deze theorie de consument niet alle informatie ter beschikking krijgt. De cognitieve consument kan vragen om informatie en afhankelijk worden van de informatie van de verkoper. In de gezondheidszorg zoeken zorgvragers naar informatie en kunnen daarvoor terecht bij de apotheker of de huisarts.

4 De emotionele consument. In deze visie ligt de nadruk op de emotie, het gevoel. Een product of dienst geeft de consument een bepaald gevoel, het heeft een bepaalde gevoelswaarde. Rode of roze rozen roepen gevoelens op en die gevoelens worden verbonden (geassocieerd) met ideeën over liefde en trouw. Van veel producten kun je zeggen dat ze qua vorm en kleur een reactie oproepen. Sommige producten zijn 'angstig' qua kleur, of 'neutraal'. Kleuren kunnen in combinatie met een product een bepaald gevoel geven. De consument is daar gevoelig voor. Poppen met roze kleertjes verkopen beter dan poppen met oranje kleertjes. Bij de tandarts verwachten we een witte omgeving. De tandarts geeft ons in onze positie van zorgconsument het gevoel dat er iets serieus gebeurt en dat er sprake is van een vorm van geneeskundige zorg. Een emotionele aankoop is overigens niet altijd het tegenovergestelde van rationeel; je kunt op basis van een goed gevoel een rationele keuze maken. De trui zit bijvoorbeeld erg lekker, en

dan betaal je er graag iets meer voor. We zeggen dan niet dat deze trui gekocht is door een irrationele consument.

Niet alle consumenten zijn op deze wijze in te delen. Vaak komen bovenstaande visies in combinatie voor. Maar deze vier benaderingen willen wel aandacht vragen voor de complexiteit van het beslissingsgedrag van de consument. Geld bepaalt veel, maar niet alles in onze consumptieve samenleving. En natuurlijk kun je consumenten ook anders indelen: je hebt bijvoorbeeld ook optimistische of pessimistische consumenten. De eerste wil geld uitgeven omdat hij verwacht dat hij veel zal blijven verdienen en de tweede zal voorzichtig consumeren: hij verwacht dat de economie en dus ook hij het minder goed zal doen. De consument verandert steeds als individu, ook in samenhang met ontwikkelingen in de samenleving. Als het met de economie goed gaat, zullen consumenten in het algemeen optimistischer zijn dan wanneer het slechter gaat.
De ene consument is ook kritischer wanneer hij optimistisch is, dan een andere. De ene zal zich gemakkelijker laten voorlichten en informeren dan de andere. Veel consumenten hebben ook een idee over zichzelf en over de dingen waarvoor zij, als consument, verantwoordelijk zijn.

8.5 Consumentisme

Consumentisme is een kritische beweging in de maatschappij die de belangen van de consument wil behartigen. Binnen het consumentisme bestaan verschillende stromingen die ook door elkaar lopen, en die ieder een eigen geschiedenis hebben. Tegenwoordig komen deze vier stromingen elkaar in de politiek en samenleving tegen, en zien we ze regelmatig terug in het nieuws.

De volgende vormen van consumentisme kunnen onderscheiden worden:
1 Het liberaal consumentisme. Deze stroming gaat uit van de vrije markteconomie zoals wij die in de meeste westerse landen kennen. Deze stroming wil de positie van de consument in die markteconomie verbeteren; de marktpartijen maken in overleg afspraken met elkaar. De zwakke partij, de consument, moet versterkt worden door voorlichting. De overheid treedt in deze vorm van consumentisme alleen corrigerend op: wanneer er iets

fout gaat rond een product of als er iets geregeld moet worden rond een dienst. Dit is de heersende stroming en goede voorbeelden hiervan zijn de Consumentenbond en de ANWB.
2 Het kritisch consumentisme. Deze vorm vindt dat het systeem van de vrije markt niet werkt en niet in staat is om gevaarlijke of schadelijke producten van de markt te weren. Daarom wil zij een grotere betrokkenheid van de overheid, in de vorm van een sterke wetgeving en bescherming van de positie van de consument. Deze stroming is concreet te zien in het werk en de positie van de Stichting Consument en Veiligheid, maar ook in een tv-programma als Kassa.

Figuur 8.5

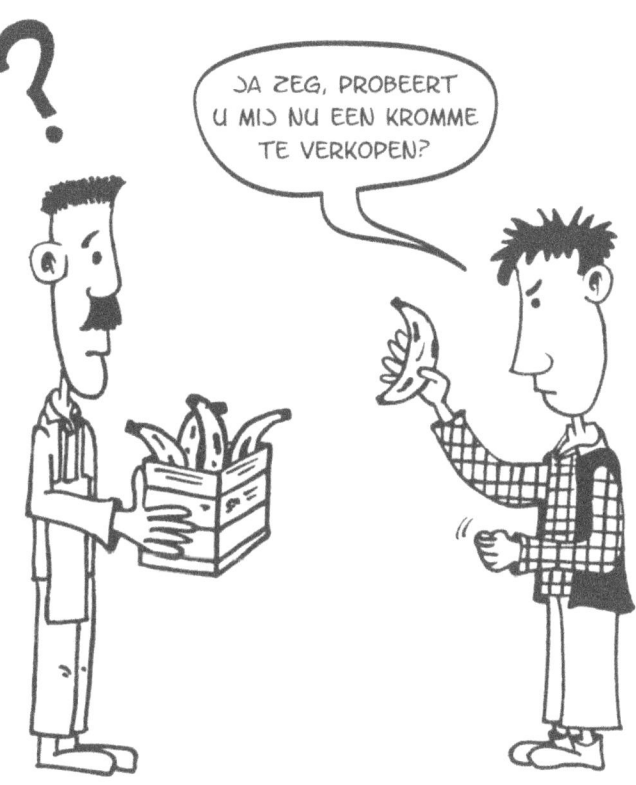

3 Het verantwoordelijk consumentisme. Deze stroming legt de nadruk op de verantwoording van de consument en minder op de economie of op schadelijkheid van het product. Deze stroming kun je herkennen in bijvoorbeeld de reclameboodschappen die verantwoord consumentisme benadrukken: een Nuon-

advertentie met 150 energiebesparende tips voor het nieuwe jaar. Maar ook de Max Havelaar-koffie komt uit deze beweging voort en een omroep als Linkk.

4 Het radicaal consumentisme. Hiertoe kunnen we een stroming als Greenpeace rekenen die door middel van (consumenten-)- acties uiting willen geven aan hun ontevredenheid. Ze willen hiermee ook veranderingen van de politiek afdwingen. Het radicaal consumentisme wijst op de onrechtvaardigheid die het economische systeem in het Westen, het kapitalistische systeem, betekent voor de hedendaagse problemen in de wereld.

Het woord consumentisme betekent omgaan met het gebruik van goederen en diensten. Deze vier vormen van consumentisme bestaan tegenwoordig niet meer los van elkaar. En door ontwikkelingen in onze samenleving zijn deze bewegingen nog wel te onderscheiden maar niet meer te scheiden. We worden groener en bewuster als het gaat om het milieu. Voorbeelden zijn de kliko's die wekelijks in de straat staan, de overal aanwezige afvalcontainers voor glas, compleet gescheiden, en de vele ontwikkelingen rond energiezuinig gebruik van apparaten, van verlichting enzovoort. Er is in de afgelopen veertig jaar veel veranderd.

Het woord consumentisme heeft ook nog een andere betekenis en doelt dan op de soms grote drang tot consumeren van mensen. Als tegenreactie is het consuminderen ontstaan, het tegenovergestelde van consumeren: je plant bijvoorbeeld voor elke kilometer die je op milieuvervuilende wijze aflegt een boom. Of je let heel bewust op je uitgavenpatroon. Deze mensen willen bewust met hun consumptiegedrag omgaan en letten meer op duurzaamheid dan op de prijs, meer op hoe iets gemaakt is (met kinderarbeid of niet, milieubewust of niet) dan of het goedkoop is. Kijk voor meer informatie bijvoorbeeld op de site www.dekleineaarde.nl.

Consumentisme

Het begrip consumentisme zoals dat momenteel wordt gehanteerd, kreeg voor een belangrijk deel betekenis in een rede van president J.F. Kennedy van de Verenigde Staten in 1962. Daarin formuleerde hij de grondrechten van de consument, namelijk:

- het recht op veiligheid;
- het recht op informatie;
- het recht op keuze;
- het recht op medezeggenschap/gehoord te worden.

De *Consumers International*, een wereldwijde koepel van consumentenorganisaties, heeft er nog een aantal aan toegevoegd:
- recht op toegang tot noodzakelijke producten en diensten;
- recht op educatie;
- recht op klacht- en verhaalmogelijkheden;
- recht op duurzame producten en diensten.

Dit zijn geen rechten die afgedwongen kunnen worden, maar basisbehoeften die door de overheid erkend worden. Deze toegewezen rechten zijn nodig om de consument te beschermen, omdat de consument in zijn koopgedrag de afhankelijke partij is.
Ook de Europese Unie heeft aandacht voor deze rechten. Het ligt op papier vast dat de consument bescherming nodig heeft en dat de EU de belangen van de consument wil bevorderen. De EU wil de gezondheid beschermen, de veiligheid en de economische belangen van de consument waarborgen, en het recht op voorlichting en vorming bevorderen. De EU noemt daarnaast nog het recht van vereniging: consumenten hebben het recht zich te verenigen om gezamenlijk een vuist te kunnen maken in de markteconomie.

Ook in de gezondheidszorg wordt steeds vaker gesproken over consument in plaats van patiënt of cliënt/klant. Veel ouderen zijn bijvoorbeeld zorgvragers en daarmee klant bij een overkoepelende organisatie; ze hebben een *casemanager* die ervoor zorgt dat ze de juiste producten kunnen afnemen. Het is nog de vraag of het marktdenken in de gezondheidszorg verder doorzet en of we het woord patiënt overal moeten vervangen door consument of zorgvrager.

8.6 Consument, educatie en gezondheidszorg

Consumenten doorlopen meestal zes fasen wanneer ze iets willen kopen. De fasen zijn afhankelijk van het type consument of de situatie, maar je kunt jezelf als consument er vast wel in herkennen.

Fasen van consumeren

1 Vaststellen van een behoefte. Je tv kan kapot zijn of je kunt een ziekte hebben gekregen: redenen om consument te worden.
2 Verzamelen van informatie. De consument in de gezondheidszorg bekijkt bijvoorbeeld sites met informatie over een ziekte, het ziekteproces en mogelijke medicijnen.
3 Beoordelen van de informatie. Er wordt een afweging gemaakt: is het duur of juist goedkoop, hoe kan ik het bestellen, hoe lang duurt het voordat ik het in huis heb?
4 Nemen van de beslissing: ga je naar de huisarts of bel je op; ga je naar de apotheek of niet?
5 Gebruik van afgenomen product of dienst.
6 Evaluatie: is het product of dienst naar tevredenheid?

Bron: A.T.A.M. Nederstigt & Th.B.C. Poiesz (2003). *Consumentengedrag*, Groningen: Stenfert Kroese.

Deze fasen komen ook voor bij consumeren in de gezondheiszorg, maar er worden dan wel andere afwegingen gemaakt dan wanneer je bijvoorbeeld een mobieltje koopt. Zorg is nu eenmaal een ander product dan een telefoontoestel. Toch kun je de zorgvrager of patiënt als consument zien, al blijft de vraag open of deze zorgconsument wel zo veel keus heeft en zijn inkoopgedrag bijvoorbeeld kan uitstellen.

Hoe ervaren consumenten de gezondheidszorg?

Er wordt regelmatig onderzoek gedaan hoe de consument of cliënt van de gezondheidszorg deze zorg waardeert. Enkele resultaten uit deze onderzoeken zijn:

- 93% van de Nederlanders heeft voldoende vertrouwen in de Nederlandse gezondheidszorg, maar zo'n 36% ziet de toekomst van de gezondheidszorg met minder vertrouwen tegemoet.
- Ruim 90% van de Nederlanders heeft (zeer) veel vertrouwen in huisarts en specialist.
- Ruim 40% van de Nederlanders is tevreden met het zorgsysteem. Dit is net iets boven het gemiddelde van vijftien EU-landen.
- 87% van de Nederlandse zorggebruikers geeft de ambulante medische zorg een rapportcijfer van 7 of hoger.
- De scores voor de informatievoorziening in ziekenhuizen aan patiënten blijven op sommige aspecten achter.
- Bewoners van verzorgingshuizen zijn meer tevreden dan bewoners van verpleeghuizen.
- De thuiszorg krijgt als gemiddeld rapportcijfer een 8,3.
- Ervaringen van chronisch zieken met huisarts en specialist zijn overwegend positief.
- Consumenten waarderen zorgverzekeraars met een gemiddeld rapportcijfer van 7,6.

Bron: website van het RIVM, de Zorgbalans; deze tweejaarlijkse monitor schetst een beeld van de kwaliteit, de toegankelijkheid en de kosten van de Nederlandse gezondheidszorg sinds 2004 op basis van ongeveer 125 indicatoren.

CONSUMENT EN VOORLICHTING

Volgens de Sociaal Economische Raad (SER), die bestaat uit werkgevers, werknemers en de overheid, is consumenteneducatie een taak van de overheid, zeker als bedrijfstakken hierin niet voldoende slagen. Educatie (scholing, voorlichting) kan dan een bescherming geven voor de consument. De overheid heeft in die veiligheid immers ook verantwoordelijkheid. Consumenten kunnen ook *zelf* iets doen. Als consument heb je verschillende mogelijkheden om je klachten te uiten en om je te laten informeren over producten.

WAAR KUN JE MET JE KLACHTEN NAARTOE?

De geschillencommissie (www.geschillencommissie.nl) is een commissie die per dienst of product het geschil – het verschil van mening over het nakomen van de koopvoorwaarden tussen de consument en de aanbieder – kan beoordelen. Deze instantie is door de overheid ingesteld om een mogelijkheid te bieden tot een oplossing te komen, zonder de rechter of een rechtbank in te hoeven schakelen. De meeste zaken tussen de consument en de aanbieder gaan niet over duizenden euro's en naar een rechtbank gaan is dan duur. Je moet trouwens bij de geschillencommissie wel vooraf betalen om je klacht behandeld te krijgen (afhankelijk van de branche betaal je tussen de 25 en 125 euro; je hoeft niet te betalen wanneer de klacht niet behandeld wordt). Wanneer een zaak wordt toegelaten, kijken een jurist (de voorzitter), iemand namens de consumentenbond (bijvoorbeeld ANWB) en iemand namens de branchevereniging ernaar. Elke branche heeft zijn eigen commissie. Zo is er een commissie voor Openbaar Vervoer, Rijopleidingen, Energie en Water, Elektra en Ziekenhuizen. Er zijn op dit moment zo'n veertig geschillencommissies en deze zijn geheel onafhankelijk en onpartijdig.
Een uitspraak van een geschillencommissie is bindend: je kunt dan niet in hoger beroep gaan en alle partijen moeten de uitspraak nakomen. Je kunt natuurlijk na een uitspraak naar een 'gewone' rechter gaan (maar die zal slechts kijken of de uitspraak billijk en rechtvaardig was in de gegeven omstandigheden).

Beginselverklaring Consumentenbond

'Consumenten zijn per definitie u, ik en wij allen. Consumenten zijn de grootste groep spelers in het economische krachtenveld. Zij beïnvloeden en worden beïnvloed door zo'n beetje elke publieke en private economische beslissing. Zij nemen ongeveer tweederde van alle bestedingen voor hun rekening. Tegelijkertijd zijn ze ook de groep wiens belangen niet altijd goed meegenomen wordt en die te vaak nog het sluitstuk is van besluitvormingen.'
(J.F. Kennedy, president van de Verenigde Staten in 1962)

Er zijn verschillende organisaties die zich specifiek richten op de consument, en ook op de consument in de gezondheidszorg.
- De Consumentenbond is ontstaan in 1953 en is met meer dan een half miljoen leden een van de grootste organisaties van consumenten wereldwijd. Het is een vereniging, wat betekent dat de leden van deze vereniging het uiteindelijk voor het zeggen hebben. Het is een professionele organisatie die financieel en politiek onafhankelijk is. Zij willen het kiezen voor consumenten gemakkelijk en beter maken, met respect voor mens en milieu. Niet alleen geven zij product- en dienstvoorlichting, ook komen zij op voor de belangen van de consument. De vele gidsen die de Consumentenbond uitgeeft, leveren geregeld productvergelijkingen die gebaseerd zijn op onderzoek naar het product.
- De Nederlandse Patiënten Consumenten Federatie NPCF (www.npcf.nl) geeft *Vraag in Beeld* uit, een tweemaandelijks tijdschrift. Deze organisatie geeft onder andere aandacht aan de nieuwe zorgverzekeringswetten, aan de zorgverzekeringspolissen en de verzekeringsmaatschappijen, aan de ontwikkelingen rond het elektronische patiëntendossier en aan de tarieven van ziekenhuizen. Hun meldpunt heet *Meldpunt Consument en Zorg*.
- Zorgbelang Nederland (www.zorgbelang-nederland.nl) is de brancheorganisatie van de dertien regionale Zorgbelangorganisaties die elk actief zijn in hun eigen regio. Zorgbelang Nederland ondersteunt haar leden hierin door belangenbehartiging in het contact met bijvoorbeeld het ministerie van Volksgezondheid, Welzijn en Sport (VWS), koepels van zorgaanbieders, verzekeraars en patiënten- en consumentenorganisaties op landelijk niveau. Bij een regionale Zorgbelangorganisatie zijn gemiddeld 80 tot 400 patiënten- en consumentenorganisaties aangesloten, uiteenlopend van een organisatie voor slechthorenden, een patiëntenorganisatie in een ziekenhuis en de regionale tak van de landelijke Afasievereniging. Zorgbelangorganisaties laten de stem van burgers in de regio horen. Het takenpakket van deze organisatie bestaat uit de volgende onderdelen:
  - belangenbehartiging en beïnvloeding van zorg- en welzijnsbeleid;
  - het geven van informatie en voorlichting aan burgers over de zorg en het zorgaanbod in de regio;
  - het registreren van klachten en het bieden van ondersteuning bij klachtmeldingen;

Figuur 8.6
Twee voorbeelden van het behartigen van consumentenbelangen

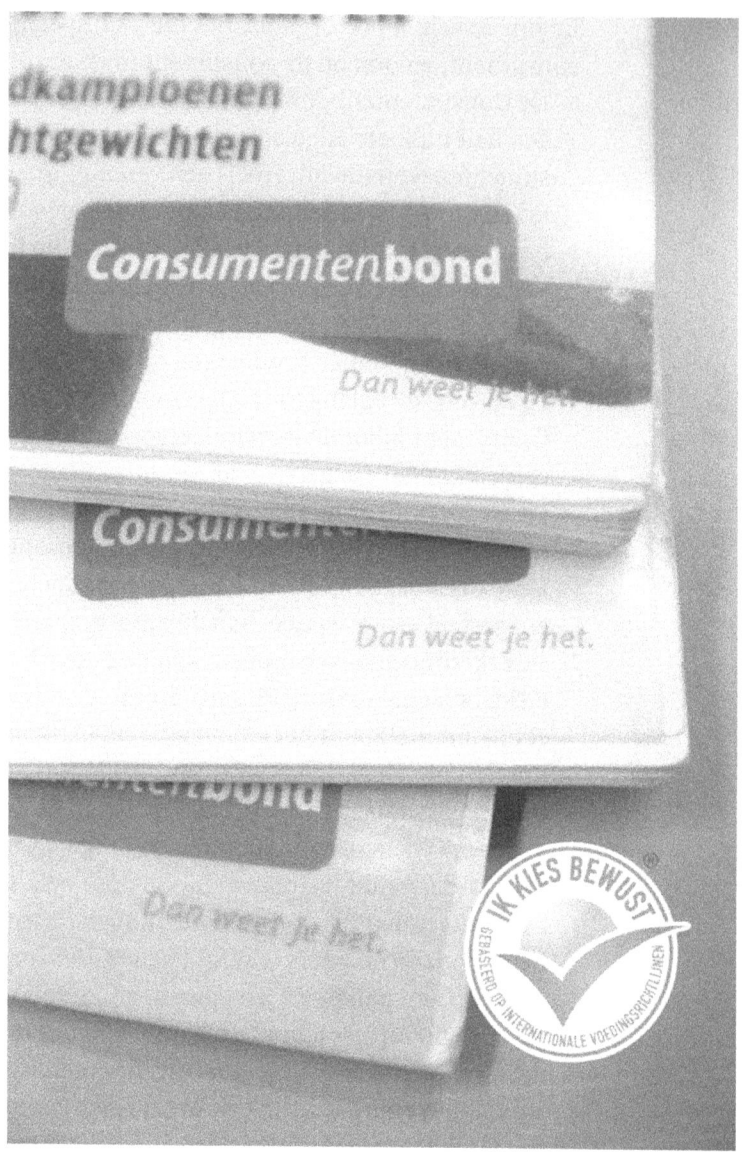

- bevordering van de kwaliteit van zorg door het doen van onderoek en het maken van verbeterafspraken;
- ondersteunen van lidorganisaties bij verschillende activiteiten, zoals het organiseren van bijeenkomsten en cursussen.

Samenvatting

Door de techniek is ons leven veranderd en veranderen wij mee. Je zou kunnen zeggen dat we eerst leerden gereedschap te hanteren, later gingen we een machine bedienen en nu bewaken we een automaat, een automatische machine. Het lijkt of de techniek ons leven beheerst, maar het zijn toch mensen die keuzen maken, zeker in de gezondheidszorg. Wij schakelen de stroom in en wij programmeren de automatische instellingen van de apparatuur. Steeds vaker wordt de zorgvrager een consument genoemd. Zij worden geacht een rationele afweging tussen hun belangen, de producten of diensten, en de bijhorende kosten te maken. Veel patiënten willen bij keuzes wel alles weten en zoeken veel informatie op internet, maar geheel geïnformeerd zijn, is natuurlijk niet altijd mogelijk. Er zijn diverse organisaties die zich richten op de rechten van consumenten, ook van zorg-consumenten.

9 Ethiek

leerdoelen Aan het eind van dit hoofdstuk weet je:
- wat moraal en ethiek is;
- dat ethische dilemma's moeilijke keuzen zijn die zowel binnen als buiten de gezondheidszorg voorkomen;
- dat er methoden zijn om met ethische dilemma's om te gaan.

Hoe maken wij onze keuzes voordat we iets gaan doen? Doen we maar gewoon wat er in ons hoofd opkomt? Of maken we een afweging? Vragen we ons af wat het beste is om te doen? Vooral binnen de gezondheidszorg worden er veel vragen gesteld over wat goed is en wat niet. De ethiek houdt zich bezig met al deze vragen.

9.1 Wat is moraal?

Je staat bij de kassa en de caissière betaalt je tien euro te veel terug. Wat doe je dan? De één zegt misschien: 'Ik geef het terug, want het is niet voor mij bestemd.' Een ander denkt: 'Nou, dat is mooi meegenomen, dat kan ik goed gebruiken, had die caissière maar beter op moeten letten.' Zou die laatste persoon dat ook gedacht hebben als haar beste vriend achter de kassa had gezeten?

Vanuit welke normen en waarden maken mensen hun keuzes? In hoofdstuk 2 stond omschreven dat een waarde een doel is in het leven dat het waard is om te worden nagestreefd. Voorbeelden van waarden zijn bijvoorbeeld eerlijkheid en gelijkheid. Normen worden afgeleid van de waarden en zijn min of meer voorgeschreven regels. Bij de waarde 'eerlijkheid' hoort dan de norm: 'je mag niet liegen' of 'je hoort de waarheid te spreken'. Bij de waarde 'gelijkheid' kan een regel zijn: 'je hoort iedereen gelijkwaardig te behandelen'.

Moraal is het geheel van normen en waarden dat door een individu of groep, instelling of cultuur als een richtlijn voor het eigen handelen wordt gebruikt. Iedereen handelt dus vanuit een bepaalde moraal ook al ben je je daar niet altijd bewust van. De moraal die je er zelf op na houdt, kan soms verschillen met de moraal die ze op je werk hanteren. Dat kan een heel vervelende situatie geven.

> De dokter vraagt jou als doktersassistent om de medicijnen voor euthanasie te bestellen. Het kan zijn dat jij daar erg veel moeite mee hebt. Wat doe je?
>
> De tandarts vraagt jou als tandartsassistent meer handelingen op te schrijven voor de verzekering dan hij echt heeft uitgevoerd. Wat doe je dan?

Morele opvattingen kunnen in de loop van de tijd veranderen. Dat kun je bijvoorbeeld zien door de verandering in denken over euthanasie. De moraal kan ook per cultuur verschillen:
- In Nederland hebben we abortusklinieken, in veel andere landen is abortus absoluut verboden.
- Bij ons in Nederland is vrouwenbesnijdenis verboden en wordt gezien als verminking. In Somalië worden er nog veel vrouwen besneden.

Als we aan de andere kant van de wereld geboren zouden zijn, dan zouden we er waarschijnlijk andere normen op na houden. Het is opvallend dat in verschillende culturen er dikwijls wel dezelfde waarden heersen, maar dat de normen die eruit voortkomen, verschillen.

> In welke cultuur erkennen ze niet de waarde van eerlijkheid? In Nederland mag je alles zeggen wat je denkt. In Indonesië is eerlijkheid net zo goed een belangrijke waarde en mag je ook niet liegen. Maar daar staat de norm dat je een ander niet be-

schaamd mag maken, dat je hem niet in zijn eer mag aantasten, heel hoog in het vaandel. Dus bepaalde dingen zeg je niet omdat je de ander niet wilt kwetsen. In de Arabische wereld wordt het gezichtsverlies of het verlies van de eer van de familie als erger gezien dan een leugentje om bestwil of het verzwijgen van info.

De wet en de moraal zijn niet altijd hetzelfde, dat kun je zien aan het volgende voorbeeld: als iemand met een vaart van 150 kilometer per uur een zwaargewonde naar het ziekenhuis rijdt, dan doet hij iets wat volgens de wet niet mag, maar moreel gezien juist is. Als we iets immoreel vinden, dan vinden we het ongeoorloofd. Het is het tegenovergestelde van moreel.

9.2 Wat is ethiek?

Ethiek houdt zich bezig met de kritische bezinning op de moraal. Ethiek bestudeert wat goed of fout is in ons handelen met het oog op het gestelde levensdoel. Wat is juist en onjuist handelen in een bepaalde situatie? Onze ouders zijn de eerste personen die ons normen en waarden bijbrengen. Daarna de school, onze vrienden, de wet, de maatschappij en de godsdienst. We worden beïnvloed door al die mensen en instituties om ons heen. Als we in een bepaalde situatie voor een keuze staan hoe te handelen, nemen we vaak een beslissing vanuit ons geweten, ons verstand en ons gevoel. Als mensen angst hebben, kan dat hun beslissing beïnvloeden.

Bij beroepsethiek gaat het om een kritische bezinning over juist en onjuist handelen in je beroep. Dat beperkt zich in de zorg niet tot de normen en waarden in de relatie tussen zorgvrager en zorgverlener, maar wordt tegenwoordig veel breder gezien. Het gaat bijvoorbeeld ook over een rechtvaardige verdeling van zorg en over duurzaamheid.

> Als doktersassistent, tandartsassistent of apothekersassistent zul je je wel eens afvragen hoe je het beste kunt handelen. Het gaat dan bijvoorbeeld om integriteit (onkreukbaarheid of rechtschapenheid).
> Beroepswaarden in de zorg zijn bijvoorbeeld zorgzaamheid, zorgvuldigheid en vertrouwen. Mensen voelen feilloos aan of jouw zorgzaamheid echt gemeend is. Daarom is een goede beroepshouding van groot belang. Een zorgvrager moet erop kunnen vertrouwen dat de zorg die gegeven wordt, goede zorg is.

Een ethisch dilemma is een keuzeprobleem waarbij je ethische waarden en normen tegen elkaar afweegt. Het is een moeilijke keuze waarbij je moet kiezen welke waarde je op dat moment het belangrijkst vindt.
Als je op een zondag kunt kiezen tussen met je ouders naar een verjaardag van een saaie tante gaan of naar een spannende voetbalwedstrijd van je lievelingsclub, is de keuze gemakkelijk. Hier is dus geen sprake van een ethisch dilemma. Bij een ethisch dilemma kom je met jezelf in de knoop. Wat je ook kiest, er zitten negatieve kanten aan je keuze. Het komt erop aan de minst kwade oplossing te bedenken.

> Je rijdt op een vrij eenzame weg. Je gaat een hoek om en ziet een vrouw die door twee mannen in elkaar wordt geslagen. Je kent geen van drieën. Je kan doorrijden, dan loop je zelf geen enkel risico, maar de vrouw is daar ook niet mee geholpen. Als je stopt, loop je de kans dat je ook in elkaar wordt geslagen. Mogelijk laten ze de vrouw dan met rust. Wat moet je doen?

Bij de besluitvorming is het belangrijk dat je de volgende zaken aan de orde laat komen:
– Wat zijn de gevolgen?
– Wat zijn de belangen van de diverse betrokkenen?
– Komt mijn beslissing overeen met de geldende normen en waarden?

Figuur 9.1
Ethisch dilemma?

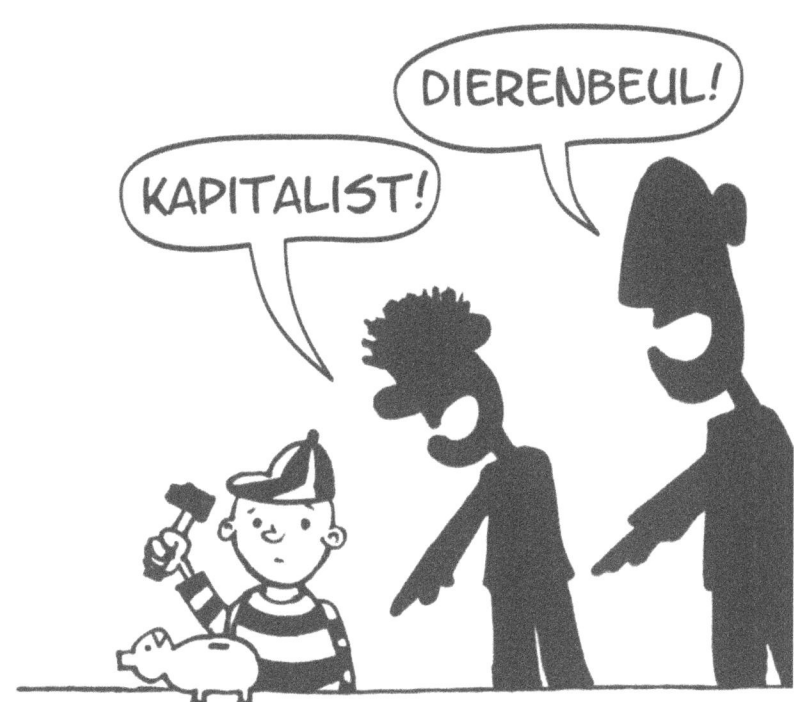

- Het principe van wederkerigheid: 'Wat jij niet wilt dat jou geschiedt, doe dat ook een ander niet.'
- Het principe van de universaliteit; zou je de beslissing ook genomen hebben in een andere, vergelijkbare situatie? (Wat als je de vrouw die geslagen wordt, wel kent? Of een van de daders is de broer van een collega?)

Bij ethische dilemma's worden nogal eens drogredenen gebruikt. Dat zijn schijnargumenten. Die zorgen ervoor dat je niet nadenkt over de besluitvormingsprincipes die we net noemden. De argumenten klinken heel rationeel en zakelijk, maar zijn dat eigenlijk niet. Je gebruikt drogredenen om goed te praten wat je wilt doen:
- 'Iedereen doet het toch...'
- 'We doen het maar één keer en dan nooit meer.'
- 'We hadden geen keuze...'
- 'Ik deed het omdat de baas het zei.'

Bij ethiek kun je denken aan een weegschaal. Je weegt de argumenten tegen elkaar af: welke schaal weegt het zwaarste?

> Wanneer een familielid met een ernstige hersenbloeding en in coma in het ziekenhuis is opgenomen, kan de dokter aan de familie vragen of hij de behandeling mag staken. De patiënt kan niet meer beter worden en mocht hij toch nog bijkomen, dan kun je je afvragen wat de kwaliteit van leven is. Door het staken van de behandeling zal de patiënt waarschijnlijk spoedig overlijden. Wat zeg je dan als familie? Aan de ene kant wil je niet dat hij lijdt, maar aan de andere kant denk je: je kunt toch niet zomaar iemand dood maken? Dit is een ethisch dilemma.

9.3 Ethiek in de gezondheidszorg

In de vorige twee paragrafen zag je al voorbeelden van ethische dilemma's in de gezondheidszorg. In de gezondheidszorg is de technologisering ver doorgevoerd. Er is tegenwoordig veel mogelijk. Mensen hebben hoge verwachtingen van de huidige medische wetenschap en techniek. Dat roept weer allerlei vragen op. Een voorbeeld van zo'n vraag is de discussie rond abortus. Het gaat daar niet alleen om de vraag of het toepassen van de techniek wel mag (de normen en waarden), maar ook om belangrijke vragen over het begin van het leven, de keuzevrijheid van individuen en de waarde van ongeboren leven.

De geneeskunde kent een grote variatie aan technieken: digitale of elektronische technieken, operatietechnieken, verpleegkundige technieken of combinaties daarvan zoals reanimatietechnieken. Sommige technieken worden zonder enige discussie gebruikt; andere leiden tot discussies. Denk maar aan de discussies rondom het sterfbed: over sondevoeding, pijnbestrijding, versterving, palliatieve sedatie, euthanasie en hulp bij zelfdoding.

Uitleg van termen die gebruikt worden bij het sterfbed:

- Versterving is bespoediging van de dood door onthouding van vocht en voeding.
- Palliatieve sedatie is het toedienen van slaapmedicatie tijdens de stervensfase van een patiënt. Hierbij wordt de onderliggende ziekte niet meer behandeld en overlijdt een patiënt uiteindelijk aan zijn ziekte of de gevolgen ervan. Er is sprake van een natuurlijke doodsoorzaak. Er is een belangrijk onderscheid met euthanasie, waarin actief het leven wordt beëindigd. Palliatieve sedatie wordt dan ook gezien als normaal medisch handelen en valt daardoor niet onder het Wetboek van Strafrecht. De arts heeft dan ook geen meldingsplicht.
- Euthanasie is het opzettelijk levensbeëindigend handelen door een ander (de arts) dan de gedode persoon, maar wel op diens verzoek. Alhoewel euthanasie en hulp bij zelfdoding nog steeds vallen onder het strafrecht, is het sinds 2002 niet meer strafbaar, zolang aan de zorgvuldigheidseisen is voldaan. De zorgvuldigheidseisen houden in dat de arts:
  a de overtuiding heeft gekregen dat er sprake was van een vrijwillig en weloverwogen verzoek van de patiënt;
  b de overtuiging heeft gekregen dat er sprake was van uitzichtloos en ondraaglijk lijden van de patiënt;
  c de patiënt heeft voorgelicht over de situatie waarin deze zich bevond en over diens vooruitzichten;
  d met de patiënt tot de overtuiging is gekomen dat er voor de situatie waarin deze zich bevond geen redelijke andere oplossing was;
  e ten minste één andere, onafhankelijke arts heeft geraadpleegd, die de patiënt heeft gezien en schriftelijk zijn oordeel heeft gegeven over de zorgvuldigheidseisen, bedoeld in de onderdelen a tot en met d, en
  f de levensbeëindiging of hulp bij zelfdoding medisch zorgvuldig heeft uitgevoerd.

Ook aan het begin van het leven spelen medische dilemma's:
De voortplantingstechnologie brengt vele dilemma's met zich mee:
- Denk maar aan het draagmoederschap. Is het te rechtvaardigen als je voor je onvruchtbare zus draagmoeder wordt?
- IVF (reageerbuisbevruchting) is een ingeburgerde medische behandeling geworden. In 1983 werd de eerste reageerbuisbaby geboren in Nederland. In 2007 is 1% van de geboorten van Nederland het gevolg van IVF. Nu deze techniek zo ingeburgerd is, vraagt de wetenschap zich af of er getest mag worden op de overgebleven embryo's.
- Een 59-jarige vrouw is door een arts in Rome in staat gesteld om zwanger te worden. Is dat moreel juist?
- Een zwarte vrouw heeft in Italië een embryo-implantatie laten doen met een donoreicel van een blanke vrouw, omdat zij vindt dat blanke kinderen betere kansen hebben in de maatschappij.

De discussie over medische technologie is moeilijk omdat er veel partijen bij betrokken zijn, elk met hun eigen belangen. Het gebruiken van technieken kan dan ook niet zonder maatschappelijke discussie.

In de medische praktijk spelen zowel de overheid, de arts, de patiënt als de onderzoeker hun rol, ieder met hun eigen belangen. Zo wil de overheid in verband met de kosten de toegang tot dure chirurgische ingrepen beperken wat natuurlijk niet in het belang is van de individuele patiënt. Artsen willen vaak in klinische situaties een wetenschappelijk belang dienen, terwijl de patiënt een veilige en effectieve behandeling wil. De onderzoeker let niet zoals een arts op de directe wens van een patiënt, maar is meer op zoek naar antwoorden voor zijn onderzoeksvragen.

Waarom gaan de ontwikkelingen op het terrein van de gendiagnostiek gepaard met verhitte discussies, maar wordt het gebruik van röntgenfoto's als diagnostisch instrument zonder enige discussie aanvaard? Waarom is er wel discussie over abortus provocatus (opzettelijke zwangerschapsonderbreking), maar veel minder over de morning-afterpil, de abortuspil of het spiraaltje? Waarom zijn sommige technieken omstreden en andere geaccepteerd? Als bepaalde groepen in de samenleving reageren, kan er een discussie ontstaan. Als een politieke partij in de Tweede Kamer kritische vragen stelt, of als de minister van Volksgezondheid bepaalde wetten indient waarop heftig gereageerd wordt, dan ontstaan er debatten. Belangrijk zijn daarbij de meningen en standpunten van de patiëntenorganisaties en de medische stand. Op deze manier ontstaat er een publiek debat, een maatschappelijke discussie.

> Toen de EO met een verborgen camera een uitzending maakte in een abortuskliniek leverde dat veel kritiek op, vooral op de *methode* van nieuwsgaring. Het was niet goed dat het met een verborgen camera was gebeurd. Enkele jaren later deed de VPRO hetzelfde zonder verborgen camera. De argumenten die mensen hadden om een abortus te laten doen, waren voor sommige mensen niet erg zwaarwegend. Iemand liet bijvoorbeeld een abortus doen omdat ze in de zomer een verre reis zou gaan maken en dan kwam een zwangerschap niet zo goed uit. Er kwamen naar aanleiding van dit programma veel reacties binnen van geschrokken mensen.

In de discussie rond de medische technologie moeten we het volgende afwegen:
– Welke waarde (met soms ook de norm) vinden we het belangrijkste?
– Welke waarde willen we in de geneeskunde niet of nauwelijks ter discussie stellen?

Iedereen gelijk?

De laatste jaren wordt er gediscussieerd over een belangrijke waarde die vroeger in de Nederlandse gezondheidszorg eigenlijk nooit ter discussie stond: de gelijkheid van patiënten. Werkgevers moeten tegenwoordig zelf het loon van hun zieke werknemer doorbetalen, maar er zijn voor bepaalde ingrepen lange wachtlijsten. Daarom vragen werkgevers of hun werknemers voorrang kunnen krijgen via een 'bedrijvenpolikliniek'

zodat ze weer snel aan het werk kunnen. De minister van Volksgezondheid kwam met een voorstel op dit punt. Ze zei dat de gelijke behandeling van alle patiënten niet in het gedrang hoeft te komen, maar veel mensen bleven hun twijfels houden. En velen zijn ontevreden dat er nu een onderscheid wordt gemaakt tussen patiënten die wel werken en die niet werken.
Een voetballer kan vaak dezelfde dag nog geholpen worden. Kun je dan nog spreken van een gelijke behandeling?

Elke brede maatschappelijke discussie over een medische techniek kent verschillende invalshoeken:
- Biomedische afwegingen van veiligheid en effectiviteit. Bij een ziekte als kanker zullen we bijwerkingen van bijvoorbeeld een chemokuur accepteren omdat kanker een ernstige (en veelvoorkomende) ziekte is. Schadelijke bijwerkingen zullen we bij een behandeling voor een minder erge klacht, minder snel accepteren. Hier speelt de waarde 'niet schaden, tenzij in het belang van de patiënt' een grote rol.
- Ethische afwegingen. Onderzoek naar genetische afwijkingen accepteren we als het gaat om het onderzoek en de therapie bij ziektegevallen. We letten daarbij steeds op de maatschappelijke consequenties en op de kosten van dit onderzoek. Niemand wil (op dit moment) dat deze genetische technologie (de gendiagnostiek) hun resultaten doorspelen aan verzekeringsmaatschappijen. Dan komen privacy en recht op leven met een handicap in het geding.
- Beleidsafwegingen. De overheid en de politiek maken beleid en proberen te sturen. De overheid laat het vaak aan de medische wereld over om zelf te beslissen; we noemen dat zelfregulering. De overheid regelt wel de toelating en de vergoeding van medicijnen, maar niet de keuze die een patiënt maakt. De overheid gebruikt het rechtvaardigheidsprincipe of het gelijkheidsprincipe als norm in de gezondheidszorg: iedereen moet gelijke kansen hebben om dezelfde medische zorg te ontvangen.

Figuur 9.2
Controlekamer van de MRI-scan. Hier wordt privacygevoelige informatie bewaard.

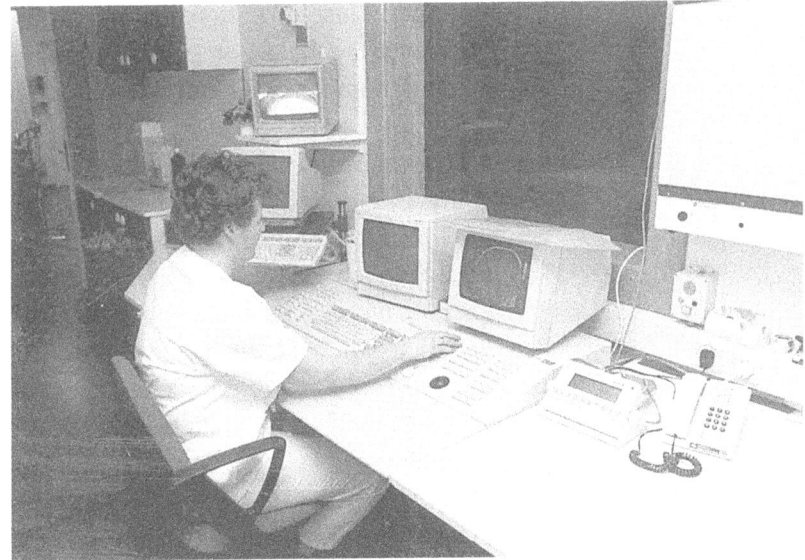

9.4 Ethische dilemma's in de gezondheidszorg

In de geneeskunde worden veel keuzen gemaakt die verstrekkende gevolgen kunnen hebben. Keuzen rondom leven en dood. Veel problemen en situaties in de gezondheidszorg kennen een ethisch dilemma. Daar moet voor het één of het ander gekozen worden. Vaak is er geen tijd of neemt men geen tijd om een dergelijke beslissing te beoordelen en dus een ethische afweging te maken. Men maakt dan alleen een biomedische afweging en gebruikt het bestaande beleid (protocol). Er wordt dan geen gesprek gevoerd over de onderliggende normen en waarden die in het geding zijn.
In een ethische afweging bespreek je verschillende zaken:
– Wat is het (ethisch) dilemma?
– Wat zijn de feiten en mogelijkheden?
– Wat zijn de normen en waarden die een rol spelen?

Je kunt ethische problemen heel verschillend oplossen. Het gaat erom hoe je de feiten waardeert en welke belangen je voorrang geeft. En als twee waarden botsen, welke geef je dan voorrang? Bij het komen tot een beslissing weeg je dus op grond van overtuigingen, normen en waarden tegen elkaar af.
Er zijn verschillende benaderingen van ethische dilemma's die we hier kort zullen omschrijven. Elke benadering zet bepaalde waarden centraal:
– Hedonistische ethiek (ethiek van het genot). De norm is hier

bevrediging van lustgevoelens op korte termijn. Hedonisme is een levenshouding die genot, gemak en plezier zoekt. De beslissing wordt genomen vanuit individuele wensen en behoeften.

> Seks als tegenprestatie komt onder tieners steeds vaker voor, zo blijkt uit onderzoek van de GGD Amsterdam. Meisjes bieden hun lichaam aan om aan een breezer, Big Mac, sigaretten, kleding, schoenen, een telefoonkaart of cd's te komen. In andere gevallen wordt seks aangeboden als een bedankje voor bewezen diensten, zoals een lift naar huis. (...) De GGD waarschuwt dat dit voor een aantal tieners een opstap kan zijn naar prostitutie. Bovendien blijkt uit onderzoek dat veel tieners nog vaak onveilige seks hebben. (...)
> Pieter Litjens, wethouder zorg en welzijn in stadsdeel Zuidoost: 'Het is niet alleen een probleem van Zuidoost, maar van heel Amsterdam en andere grote steden. We moeten tieners duidelijk maken dat seks en liefde niet altijd hetzelfde zijn. Het getuigt niet van waardigheid als je je laat pakken voor een breezertje.'
> Algemeen Dagblad, 22 februari 2006.

- Utilistische ethiek (nuttigheid- of doelethiek). De utilist vraagt zich bij alles wat hij doet af welk nut het kan opleveren. Deze benadering is zakelijk. Niet alleen het eigenbelang wordt voorop gezet, maar de utilist houdt ook rekening met de belangen van anderen. Uiteindelijk wordt alles rationeel in één belang verwoord.
- Plichtethiek. Iemand die zo redeneert, vindt dat als een mens uit plichtsgevoel handelt, dit handelen goed te noemen is. De plicht is belangrijker dan de verantwoordelijkheid van de mens of de gevolgen van het handelen. De ethische plicht staat dus bovenaan.
- Deugdethiek. Men focust zich op de persoon die men zou willen zijn. Het doel is om een goed, gelukkig en vervuld leven te leiden. Voorbeelden van belangrijke deugden zijn: moed, matigheid, rechtvaardigheid en wijsheid.

> Peter Henk Steenhuis in gesprek met filosoof Paul van Tongeren over de deugdethiek:
> 'De deugdethiek gaat ervan uit dat de menselijke natuur in

aanleg goed is maar gecultiveerd moet worden om optimaal tot ontwikkeling te komen. (...) Neem het huidige normen- en waardendebat. Dit debat is onvruchtbaar en dat heeft te maken met die termen 'normen' en 'waarden'. De normen worden ons te veel van buiten opgelegd en zijn alleen maar verplichtend. Elke verplichting daagt uit tot overtreding. In plaats van zo'n norm te accepteren en te verinnerlijken, willen wij de grens overschrijden. Aan de andere kant staan de waarden, die zijn steevast hoogverheven en te weinig realistisch om houvast te bieden. (...) De deugdethiek is een opvoedingsethiek, gericht op voortdurende vorming, op een perfectionering van jezelf. (...) Integriteit is een term die je naar mijn idee in de klassieke deugdethiek niet tegenkomt maar die een belangrijk element is geworden van ons moreel besef. (...)'
Zijn er ook oude deugden, die voor ons juist nu bruikbaar zijn? Van Tongeren: 'Zeker, tientallen. Ik noem er één: geduld. Onze tijd wordt gekenmerkt door ongeduld; alles wat we willen, willen we onmiddellijk. Iets zijn tijd geven valt ons moeilijk.'
Trouw, 18 januari 2008.

Een reactie op dit artikel van een oncologieverpleegkundige: 'Een voortreffelijk leven komt dichterbij als wij ons oefenen in deugden.' In haar werk als oncologieverpleegkundige ziet Dagmar Burmeister hoe mensen zich oefenen in geduld: 'Je moet je leren verhouden tot de onzekerheid.'
De hal van het Amsterdamse Antoni van Leeuwenhoek Ziekenhuis, met zijn koffiecorner en bloemenboetiek, heeft iets van een tussenwereld. Loop de ene kant op en je staat zo buiten, waar het leven zich afspeelt in al zijn hectiek. Neem de lift naar boven, naar de verpleegafdelingen, en je komt in een wereld waar de tijd voor de patiënten, aan het bed gekluisterd, lijkt stil te staan. Op de vierde etage werkt oncologieverpleegkundige Dagmar Burmeister. 'Kanker betekent niet meer per definitie doodgaan', zegt ze, 'maar voor de meeste patiënten op mijn afdeling geldt dat ze niet meer beter worden. Je krijgt hier een sterk besef van eindigheid. Onzekerheid speelt een

grote rol. We weten veel en denken veel te kunnen controleren, maar geen mens past precies in de statistieken. Onze artsen zijn daarom terughoudend met uitspraken over de prognose van een patiënt. Vaak komt het aan op afwachten.' Voor alle betrokkenen – arts en verpleegkundige, patiënt en familie – is het de kunst om zich tot die onzekerheid te verhouden: 'Het gaat om overgave aan wat er komen gaat. Je geduld wordt hier soms flink op de proef gesteld.'
Trouw, 25 januari 2008.

- 'Eerbied voor het leven'-ethiek. Volgens deze ethiek is iedereen verantwoordelijk voor alles wat leeft. Goed is dan het leven te behouden, het leven te bevorderen en te ontplooien. Slecht is het leven vernietigen of afremmen. Deze ethiek komt van de tropenarts Albert Schweitzer.
- Zorgethiek. De zorgethiek eist aandacht op voor waarden zoals zorgzaamheid, betrokkenheid en persoonlijke relaties. De maatschappij bestaat niet uit losse individuen, maar uit personen die op allerlei manieren met elkaar verbonden en onderling van elkaar afhankelijk zijn. Mensen geven gestalte aan hun verantwoordelijkheid voor elkaar. Met de inzet voor de ander verrijkt de zorgverlener ook zijn eigen leven.

Vanuit een bepaalde levensbeschouwing kunnen mensen tot bepaalde keuzes komen met betrekking tot ethische dilemma's:
- Islamitische ethiek. Deze ethiek neemt de Koran en de woorden van de profeet Mohammed als richtsnoer voor het ethisch handelen. Er is aandacht voor de situatie en de omstandigheden, maar de openbaring wijst de weg. Verantwoording afleggen aan Allah staat voorop.
- Joods-christelijke ethiek. Deze ethiek ziet de tien geboden als woorden die de weg wijzen om daarmee God lief te hebben bovenal en je naaste als jezelf. Christenen noemen daarnaast ook vaak de bergrede van Jezus waarin opgedragen wordt om meer te doen dan het gewone.
- Humanistische ethiek. Deze ethiek gaat uit van de uitgangspunten vrijheid, verantwoordelijkheid, gelijkwaardigheid, redelijkheid en verbondenheid. Deze waarden wegen alle even zwaar in

de ethische discussie. De mens is daarin zelf verantwoordelijk voor zijn beslissing.

Af en toe komt binnen de gezondheidszorg de vraag naar voren of artsen iemand nog wel moeten behandelen als de patiënt bijvoorbeeld niet zelf stopt met roken of doorgaat met andere slechte gewoonten zoals overmatig gebruik van alcohol. Hoe zit het met de eigen verantwoordelijkheid van de patiënt? Zorgverzekeringen spelen daar al op in door mensen een lagere premie te laten betalen als ze niet roken of bieden mensen een 'stoppen met roken'-cursus aan en korting op nicotinepleisters en -kauwgom.

9.5 Ethische reflectie

Henk en Tini wonen al enkele jaren samen in Hilversum. Sinds drie jaar willen beiden graag een kind. Henk is van mening dat het hun relatie zal verstevigen. Tini zegt vooral een kind te willen omdat veel vriendinnen van haar ook kinderen hebben. En de meeste gesprekken op verjaardagen en in hun vriendenkring gaan over opgroeiende kleintjes. Ze willen niet meer dan twee kinderen. Henk heeft een drukke baan en Tini wil graag na de bevalling zo snel mogelijk weer gaan werken. Drie jaar geleden stopte Tini met de pil, maar er loopt nog steeds geen kindje in hun huis rond. Een jaar geleden meldden ze zich daarom in het ziekenhuis voor een reageerbuisbevruchting. Nu is Tini zwanger van de in een petrischaal bevruchte eicel. Op de echo is te zien dat er een drieling op komst is...

Wanneer er keuzes gemaakt moeten worden bij een moeilijk ethisch dilemma (zoals de situatie hierboven), dan is het belangrijk dat er op een gestructureerde wijze wordt overlegd. Voorkomen moet worden dat er keuzes worden gemaakt die alleen door gevoelens worden ingegeven. Vaak is er een overleg met een heel team van verschillende beroepsbeoefenaren van artsen, verpleegkundigen, een pastor en een ethicus. Men gebruikt dan een methode voor ethische reflectie. Dat is een methode die helpt het denkproces goed te doorlopen.

Figuur 9.3
Tot hoe ver ga je om een baby te krijgen?

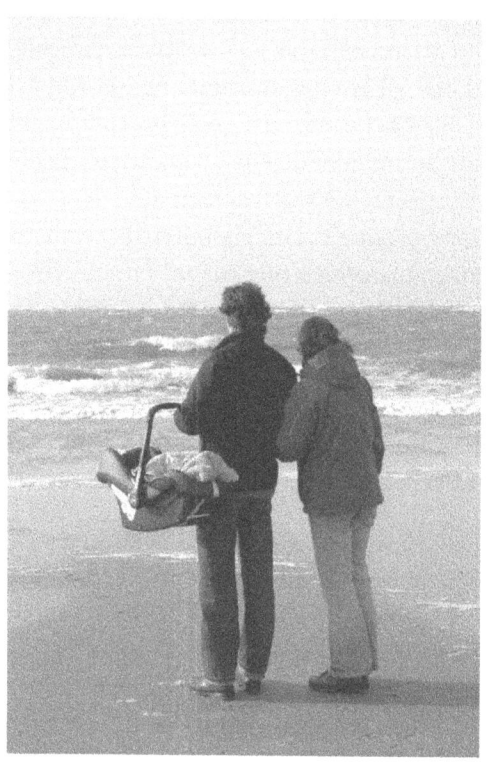

Tabel 9.1	Voorbeeld van een methode voor ethische reflectie.		
Fase I Verkenning	Stap 1	Welke vragen roept deze casus op?	
Fase II Formulering	Stap 2	Wat is de morele vraag?	
	Stap 3	Welke handelingsmogelijkheden zijn er op het eerste gezicht?	
	Stap 4	Welke feitelijke informatie ontbreekt op dit moment?	
Fase III Analyse	Stap 5	Wie zijn bij de morele vraag betrokken en wat is het perspectief van ieder van de betrokkenen?	
	Stap 6	Welke argumenten zijn relevant voor de beantwoording van de morele vraag?	
Fase IV Afweging	Stap 7	Wat is het gewicht van deze argumenten in deze casus?	
	Stap 8	Welke handelingsmogelijkheid verdient op grond van deze afweging de voorkeur?	
Fase V Aanpak	Stap 9	Welke concrete stappen vloeien hieruit voort?	

Bron: L.L.E. Bolt e.a. (2003). Ethiek in de Praktijk. Assen: Van Gorcum.

Het stappenplan kan worden gebruikt voor groepsoverleg, maar het kan ook door één persoon worden toegepast.

In stap 1 is het belangrijk om de casus helder te krijgen door het stellen van vragen. De casus kan emoties oproepen en daardoor het probleem vertroebelen. Meestal roept een casus meerdere morele vragen op. Dus is het in stap 2 van belang om concreet te krijgen wat nu precies de centrale morele vraag is. In dit stadium mogen er nog geen argumenten binnen de morele vraag worden gebruikt. In stap 3 kijk je welke mogelijkheden er allemaal zijn om de vraagstelling 'op te lossen', zonder daarbij een waardering uit te spreken. Tijdens de vierde stap ga je op zoek naar informatie over bijvoorbeeld de behandeling of de juridische rechten. Je gaat alleen op zoek naar die informatie die belangrijk is voor het beantwoorden van de morele vraag!

In stap 5 wordt gekeken wie de betrokkenen zijn bij het probleem en wat hun eigen perspectief is. Vooral bij demente bejaarden en pasgeboren kinderen is het belangrijk om dit te doen. In stap 6 kijk je welke argumenten er allemaal zijn voor een bepaalde opvatting, maar ook ga je kijken welke argumenten er zijn voor andere opvattingen!

In stap 7 ga je al die argumenten afwegen. Zijn de argumenten houdbaar, zijn het geen drogredenen? Bij stap 8 ga je de beslissing nemen welke handelingsmogelijkheid uit stap 3 de voorkeur heeft na de afweging van de argumenten. Wanneer het stappenplan met een groep is doorlopen, kan het zijn dat je het allemaal met elkaar eens bent. Meestal is dit echter niet het geval. Het betreft namelijk een ethisch dilemma! Vaak moet er toch een keuze gemaakt worden, dat kan dan door tot een compromis te komen, de meerderheid van stemmen toe te passen of de eerstverantwoordelijke te laten kiezen.

Na de kritische reflectie en de keuze voor een bepaalde handelingsmogelijkheid worden concrete stappen ondernomen en overlegd wie wat gaat doen.

Samenvatting

Om een goede ethische discussie te voeren, is het nodig dat je de woorden moraal, ethische dilemma's en normen en waarden kent. Binnen je toekomstige werk is integer handelen een belangrijk onderdeel van je beroepshouding. In de gezondheidszorg komen veel ethische dilemma's voor omdat de technologisering ervoor gezorgd heeft dat er heel veel mogelijk is en dat mensen heel lang in leven gehouden kunnen worden door apparaten. Waar leg je de grens? Wat mag nog wel en wat mag niet? En wie bepaalt dat? Keuzen worden gemaakt door afweging op diverse terreinen, vanuit verschillende standpunten. De normen en waarden die dan in het geding komen, hebben verschillende achtergronden. Overtuigingen sturen die normen en waarden daarbij aan. Welke benadering je daarin kiest, heeft te maken met je godsdienstige of niet-godsdienstige levensbeschouwing. Bij een moeilijk ethisch dilemma in de gezondheidszorg wordt soms gewerkt met een methode voor ethische reflectie.

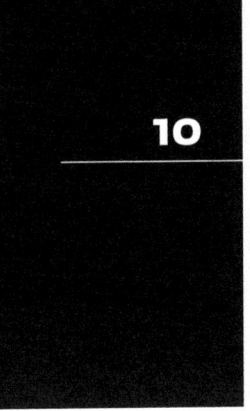

10 Levensbeschouwing en zingeving

leerdoelen Aan het eind van dit hoofdstuk weet je:
- wat zingevingsvragen zijn en wat een levensbeschouwing is;
- dat er verschillende geestelijke stromingen bestaan;
- het verschil tussen de grote godsdiensten;
- dat er binnen elke godsdienst verschillende stromingen zijn;
- wat de waarheidsvraag is.

Er wordt wel eens gezegd dat er meer is tussen hemel en aarde dan wij met onze ogen kunnen zien. In dit hoofdstuk bespreken we hoe mensen nadenken over het leven en welke levensbeschouwingen ze hebben. Er zijn veel godsdiensten in Nederland. De grootste godsdiensten komen hier aan de orde.

10.1 Zingevingsvragen

Wanneer mensen ernstig ziek zijn, komen er dikwijls vragen in hen op zoals: 'Waarom moet mij dit overkomen?' of 'Ik probeer altijd goed te leven, dit heb ik toch niet verdiend?' Dit zijn zingevingsvragen of levensvragen. Ze vragen naar de diepste zin of betekenis van het leven. Er is een groot verschil met informatieve vragen. Informatieve vragen zijn bijvoorbeeld: 'Hoe laat beginnen de lessen op deze school?' 'Waar is hier de kantine?' Ze vragen naar feitelijke informatie.
Op een zingevingsvraag kun je geen eenduidig antwoord geven en je kunt het antwoord niet bewijzen. Voorbeelden van zingevingsvragen zijn:
- Wie ben ik, wat heeft mijn leven voor zin? (over jezelf)
- Wat betekenen de mensen voor elkaar? (over de ander)
- Wat betekent het verleden, het heden en de toekomst? Is er leven na de dood? (over de tijd)

- Hoe ver mogen we ingrijpen in de natuur? (over de wereld)
- Waarom overkomt mij dit? Dit heb ik toch niet verdiend? (over geluk en ongeluk)
- Waarom is er geen vrede in de wereld? (over recht en onrecht)

De meeste zingevingsvragen komen op als mensen te maken krijgen met een verlies. Bijvoorbeeld het verlies van een baan of van een goede vriendschap. Als je zelf erg ziek wordt, dan is dat een verlies van gezondheid. Overlijdt iemand uit je directe omgeving, dan roept dat heel veel vragen op. Zingevingsvragen komen ook voor bij levensovergangen en belangrijke keuzen in je leven.

> Je zult in je werk meemaken dat mensen zingevingsvragen stellen in de vorm van een informatieve vraag. Als iemand vraagt: 'Hoe lang moet ik deze medicijnen nog slikken?', dan kan het zijn dat de patiënt bedoelt: 'Word ik eigenlijk wel weer beter?'
> Wanneer iemand vraagt: 'Hoe krijg je eigenlijk kanker?', is dat een informatieve vraag. Maar misschien bedoelt hij wel: 'Waarom moet ik deze ziekte krijgen? Dit heb ik toch niet verdiend!'

10.2 Levensbeschouwing

Ieder mens heeft een bepaalde visie op het leven, een bepaalde levensbeschouwing. Iedereen denkt na over het leven. Hoe vind jij bijvoorbeeld dat we moeten omgaan met het milieu? Hoe kun je het beste met je vrienden omgaan? Is er volgens jou leven na de dood? Een levensbeschouwing probeert antwoorden te geven op deze en andere zingevingsvragen. Je bent er misschien niet altijd bewust mee bezig, maar je kunt er wel een gesprek over voeren.
Hoe komen mensen aan een levensbeschouwing? Heb je die zelf bedacht? Zodra een mens geboren wordt, staat hij bloot aan invloed van buitenaf. Je wordt beïnvloed door je ouders, je vrienden, de school, de media, de cultuur, de godsdienst. Vandaaruit maak je zelf keuzen.

Je levensbeschouwing wordt ook beïnvloed door je toekomstplannen en door wat je hebt meegemaakt. Zo kom je tot een eigen unieke levensbeschouwing.

Figuur 10.1

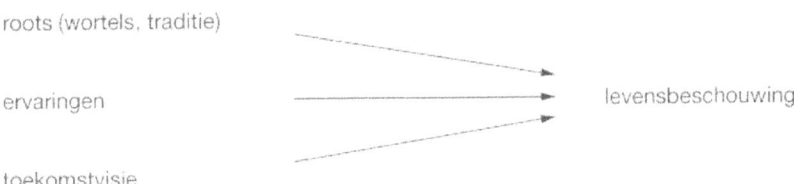

Vaak wordt een levensbeschouwing gelijkgesteld met een godsdienst. Dat is niet juist. Iemand die niet gelooft, heeft ook een levensbeschouwing. Met behulp van normen en waarden probeert iedereen een eigen invulling aan het leven te geven. Een levensbeschouwing helpt een mens om geestelijk gezond te blijven. Iedereen geeft zin aan het leven vanuit zijn eigen levensbeschouwing, maar niet iedereen gelooft in een God of heeft de behoefte om zich aan te sluiten bij een groter geheel als een godsdienst.

10.3 De grote godsdiensten

Het hindoeïsme is al vele duizenden jaren oud en is in India ontstaan. Er zijn ongeveer 850 miljoen Hindoes op de wereld. Volgens het hindoeïsme is er één God, maar iedereen ziet God anders. Er worden veel verschillende goden aanbeden die elk bepaalde aspecten van die ene God uitbeelden. De bekendste goden zijn: Brahma (de schepper), Vishnu (de behoeder van het leven), en Shiva (de vernietiger en herschepper). Reïncarnatie stelt dat mensen na hun dood opnieuw worden geboren. Hindoes geloven ook in karma: de daden in dit leven zijn van invloed op het toekomstige leven. Door te mediteren en een goed leven te leiden, kun je aan deze wedergeboorten ontsnappen en hoef je niet meer terug te komen op aarde. In Nederland wonen ongeveer 100.000 Hindoes. Ze komen bijna allemaal uit Suriname. Na 1873 werden er uit India contractarbeiders gehaald en naar Suriname gebracht om daar het werk van de slaven over te nemen nadat de slavernij was afgeschaft.

Het boeddhisme ontstond in de zesde eeuw vóór Christus en werd gesticht door een Indiase prins. Hij werd opgevoed met het hindoeïsme en kende een leven van grote rijkdom. Dit bevredigde hem niet en hij ging op zoek naar de zin van het leven. Na een lange zoektocht kwam hij tijdens het mediteren tot verlichting. Vanaf die tijd heette hij Boeddha, wat 'de verlichte' betekent. Opmerkelijk is dat dit een godsdienst is zonder god. Boeddha leert dat het leven lijden is. Lijden ontstaat door verlangen. Als je leert los te komen van de gehechtheid aan dit aardse leven, dan word je bevrijd van de wedergeboorten. Boeddhisten geloven ook in reïncarnatie en karma. De bevrijding uit het rad van wedergeboorten kun je bereiken door een goed leven te leiden en door te mediteren.

Op de hele wereld leven zo'n 415 miljoen boeddhisten. Het boeddhisme is vanuit India naar vele andere landen gebracht zoals naar Thailand, Tibet, Japan en China. In Nederland wonen ongeveer 35.000 Chinese boeddhisten. Als je hier nog de niet-georganiseerde autochtone boeddhisten bij optelt, dan kom je waarschijnlijk op een paar honderduizend.

Het jodendom is vele duizenden jaren geleden in het Midden-Oosten ontstaan. Abraham, de aartsvader, trok met zijn vrouw Sara weg naar het beloofde land. Het volk dat uit hen ontstond, kwam door hongersnood in Egypte terecht. Ze werden slaven. God bevrijdde hen uit Egypte en onder leiding van Mozes trokken ze weer terug naar het beloofde land. Mozes kreeg op de berg Sinaï de Thora (de wet) aangereikt. Het volk beloofde de geboden na te leven. De Thora is een deel van de Tenach, het heilige boek van de joden. Het beloofde land kreeg later de naam Israël. In 70 na Christus werd Jeruzalem verwoest en raakte het joodse volk verspreid over de hele wereld (diaspora). De joden geloven in één God. God is zo heilig dat zijn naam niet mag worden uitgesproken en er mogen geen beelden van hem gemaakt worden. God heeft een verbond met zijn volk.

Er zijn ongeveer 15 miljoen joden over de hele wereld. Tot 1940 waren er in Nederland ongeveer 140 duizend joden. Nu zijn er naar schatting 43 duizend joden. In de Tweede Wereldoorlog zijn veel joden in de concentratiekampen vermoord. In Nederland heeft het jodendom twee stromingen: het orthodoxe en het liberale jodendom. Het orthodoxe jodendom is gericht op de strikte naleving van de joodse traditie. Het liberale jodendom kent een vrijere uitleg van de joodse wet.

Het christendom is ongeveer tweeduizend jaar geleden ontstaan in Israël. De godsdienst werd gesticht door de aanhangers van Jezus van Nazareth. Christenen geloven in één God. Jezus is de zoon van God. Jezus trok met zijn leerlingen rond en leerde de mensen over het koninkrijk van God. Zijn optreden bracht hem in conflict met de heersers en Jezus werd gekruisigd. Na zijn dood hebben enkelen hem als 'herrezen' (opgestaan uit de dood) gezien. Jezus werd de Christus genoemd, de lang verwachtte Messias. De term Christus is een eretitel voor koningen en profeten, het woord betekent gezalfde. God zond volgens de Bijbel de mensen met Pinksteren de Heilige Geest, die de inspiratie geeft om vanuit het geloof te leven.
In 1054 was er een splitsing tussen het rooms-katholieke christendom en het byzantijnse christendom. Deze splitsing kwam voort uit een verschil van mening over bepaalde leerstellingen, maar ook uit culturele en politieke verschillen. Tegenwoordig is het byzantijnse christendom vooral te vinden in Oost- en Zuidoost-Europa. Met de komst van Griekse gastarbeiders en asielzoekers uit het voormalige Oostblok zijn er oosters-orthodoxe christenen in ons land gekomen. De rooms-katholieke kerk beroept zich op het Oude en het Nieuwe Testament van de Bijbel, op de traditie en op het leergezag van Rome. De paus is het hoofd van de rooms-katholieke kerk. Maarten Luther wilde van binnenuit veranderingen aanbrengen in de rooms-katholieke kerk. Hij kwam in conflict met de katholieke leiders en zo ontstond de hervorming. In Nederland zijn door de hervorming vanuit de rooms-katholieke kerk vele protestantse richtingen ontstaan. De laatste jaren gaan verschillende christelijke richtingen steeds meer samenwerken. De hervormde kerk, de gereformeerde kerk en de lutherse kerk zijn samen de PKN geworden (de Protestantse Kerk in Nederland).

Orthodox
Binnen het christendom zijn er orthodoxe mensen die de bijbel heel letterlijk nemen. Alles wat er beschreven staat is volgens hen precies zo gebeurd. In het Nieuwe Testament staat dat God zijn zoon Jezus naar de aarde heeft gezonden. Jezus is naar hun mening aan het kruis gestorven voor de zonden van de mensen en na drie dagen weer opgestaan. Als je in Jezus

gelooft, is er vergeving mogelijk. Het bloed van Jezus heeft de zonden van de mensen weggewassen en daardoor kunnen de mensen weer bij God komen.

Vrijzinnig
Er zijn ook vrijzinnige christenen die de bijbel meer symbolisch zien, als leerzame verhalen. Alles wat er in de bijbel staat is waar, maar hoeft niet precies zo gebeurd te zijn. De opstanding is misschien niet letterlijk gebeurd, maar de boodschap van het verhaal is wel waar: Christus leeft nog steeds. De dood heeft niet het laatste woord, er is een nieuwe toekomst mogelijk. Belangrijk is om het voorbeeld van Jezus na te volgen, zo kun je zelf ook zoon of dochter van God worden.

Er zijn ongeveer 2,1 miljard christenen op aarde. In Nederland wonen ongeveer 4,4 miljoen rooms-katholieken en ongeveer 2,7 miljoen protestanten. Nederland heeft een christelijke achtergrond en de christelijke godsdienst is het grootst in Nederland. Tot de christenen in Nederland behoren ook de 800.000 christelijke allochtonen.

De islam is in de zevende eeuw ontstaan en heeft ongeveer 1,3 miljard aanhangers over de hele wereld. De gelovigen heten moslims. Het woord moslim betekent 'hij die zich aan Gods wil onderwerpt'. Moslims geloven in één God, Allah. Allah heeft verschillende profeten naar de mensen gezonden, zoals Abraham, Mozes en Jezus. Jezus is in de islam een profeet en niet de zoon van God, zoals in het christendom. De laatste profeet was Mohammed. Hij leefde van 570 tot 632. Mohammed zag in Saudi-Arabië veel onrecht. Hij kreeg via de engel Gabriël boodschappen door van God die staan opgeschreven in de Koran. De leer sloot aan bij het jodendom en het christendom. Mohammed had niet de bedoeling gehad om een nieuwe godsdienst te stichten en hij was erg teleurgesteld toen de joden en de christenen de leer toch afwezen. Toen ontstond de islam als nieuwe godsdienst. Islam betekent 'overgave aan God'. Er zijn twee grote hoofdstromingen: het Soennisme (de grootste) en het Sjiisme (vooral in Iran en Irak).
In de Koran staan de plichten die de moslims hebben. De vijf belangrijkste plichten worden ook de vijf zuilen genoemd:

1 de geloofsbelijdenis uitspreken ('Er is geen andere God dan Allah en Mohammed is zijn profeet');
2 vijf keer per dag bidden met het gezicht naar Mekka;
3 één maand per jaar vasten van zonsopgang tot zonsondergang;
4 geld geven aan de armen;
5 zo mogelijk één keer in het leven naar de heilige plaats Mekka gaan.

Figuur 10.2
Een moslim bestudeert de Koran.

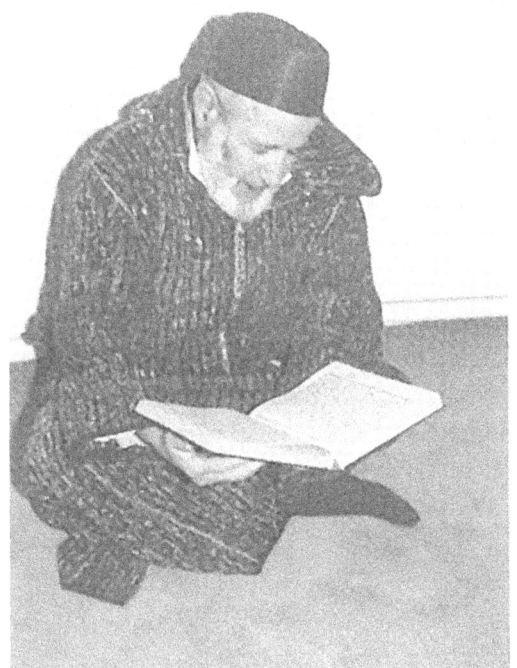

In Nederland wonen naar schatting 850.000 moslims (2008). Het aantal is sinds 1990 ruim verdubbeld. De islam is na het christendom de tweede godsdienst in Nederland. De meeste moslims komen uit Turkije en Marokko.
Tegenwoordig wordt er veel gesproken over fundamentalisten. Het fundamentalisme is van oorsprong een orthodoxe christelijke stroming. Deze stroming wil teruggaan naar de fundamenten van het geloof. Binnen de islam bestaan ook orthodoxe richtingen naast de meer vrijzinnige stromingen. Daarnaast bestaat er ook het politieke fundamentalisme, bijvoorbeeld in Iran. Geloof en politiek zijn daar

niet van elkaar gescheiden. Vijf procent van alle moslims behoort tot het politieke fundamentalisme.

Het salafisme is het geloof in de zuivere islam. Dit geloof keurt geweld tegen afvalligen goed. In Nederland, Duitsland en Engeland zijn groepen van ex-moslims ontstaan. Zij eisen vrijheid van godsdienst en levensbeschouwing en dus ook de vrijheid om uit een bepaald geloof te stappen. Een zeer oude richting binnen de islam is het soefisme. Het is een mystieke traditie die gelooft dat God slechts gekend kan worden in het menselijk hart. Alle schepselen dragen in hun hart een goddelijke vonk. Binnen alle godsdiensten bestaan mystieke stromingen.

Sommige Nederlanders zijn bang dat de islam de autochtone bevolking zal gaan overheersen. Het aantal moslims in Nederland bedraagt ongeveer 5% van de bevolking, het aantal christenen ongeveer 44% en het aantal mensen zonder kerkelijke gezindte 48%. Binnen de Nederlandse politiek is de islam een veelbesproken onderwerp geworden. De integratie in Nederland verloopt bij sommige allochtone groeperingen moeizaam.

De volgende twee reacties van politici laten zien dat mensen sterk uiteen kunnen lopen in hun ideeën over de toekomst van moslims in Nederland: 'De koran moet verboden worden' en: 'Ik kan me voorstellen dat we over een paar eeuwen kunnen spreken over een land met joods-christelijke-islamitische tradities.'

> Op je werk kom je in contact met mensen die verschillende levensbeschouwingen hebben. We geven een paar voorbeelden:
> - Hindoes hebben een eigen geneeswijze: de Ayurveda. Deze geneeswijze ziet de mens als een eenheid van lichaam en geest. Een Nederlandse huisarts gaat heel anders met ziekten om dan een Hindoe in Suriname gewend was.
> - In bepaalde streng-christelijke richtingen zijn mensen niet tegen ziektekosten verzekerd (gemoedsbezwaren). De assistente kan dan te maken krijgen met patiënten die hun rekeningen niet kunnen betalen.
> - Strenge moslims willen tijdens de ramadan (de vastenmaand) overdag geen medicijnen innemen. Een apothekersassistent kan dan adviseren om de medicijnen 's avonds in te nemen, na zonsondergang. Als iemand erg ziek is hoeft hij niet te vasten.

- Tijdens de ramadan gaan moslims niet naar de tandarts. Een kies laten trekken, stellen ze dan liever uit; ze zijn bang om anders iets door te slikken.

10.4 Andere levensbeschouwingen

Voordat de grote godsdiensten ontstonden, was er het animisme, dat nog steeds bij bepaalde groepen bestaat. Animisme is de overtuiging dat planten, dieren en mensen bezield zijn. De natuur is voor die mensen dus erg belangrijk. Ze vereren één of meer goden of geloven in onzichtbare geesten (bijv. winti). Vaak worden ook de gestorven voorouders vereerd. Het animisme wordt door westerlingen vaak gezien als bijgeloof. De westerse beschaving zou 'hoger' staan.
Indiaanse godsdiensten zien de aarde als een moedergodin. Voor hen is de aarde heilig. Mensen zijn geen heerser over de natuur maar slechts een onderdeel ervan. De indianen vinden dat de westerlingen veel schade aan de natuur hebben toegebracht. Op dat punt kunnen de westerlingen juist iets van hen leren.

Mensen sluiten zich soms aan bij een sekte. Een sekte is een relatief kleine groep mensen, verenigd rond een religieus idee of een religieuze leidersfiguur. Meestal zijn ze ontstaan als afscheiding van een grotere godsdienstige beweging. Het woord sekte heeft een negatieve klank omdat we vaak over sekten horen waar mensen 'gehersenspoeld' worden en niet meer mogen omgaan met mensen buiten de sekte. Niet elke sekte is per definitie slecht. Het christendom is ook als een sekte begonnen.

Tegenwoordig zien we dikwijls mengvormen van godsdiensten. De term syncretisme betekent dat opvattingen uit verschillende geestelijke stromingen met elkaar worden vermengd:
- Op het eiland Bali in Indonesië zie je een versmelting van hindoeïsme, boeddhisme en animisme.
- Surinaamse creolen zijn vaak katholiek. Hun geloof is vermengd met het winti-geloof (door de slaven meegenomen uit Afrika).
- In Brazilië werden slaven gedwongen om christen te worden. Ze

gingen toen hun eigen goden vereren onder de namen van christelijke heiligen.

In Nederland horen niet veel mensen meer bij een bepaalde kerk. De meeste mensen gaan zelf op zoek naar een eigen levensvisie. Zij halen hun ideeën over het leven uit verschillende godsdiensten en uit nieuwe spirituele richtingen. Ze binden zich niet aan één richting, maar halen overal iets uit. Deze interesse in en zoektocht naar inzicht in de mens en de wereld noemen we spiritualiteit. Er is geen leider en niet één overkoepelende organisatie. De antwoorden op levensvragen moet je in jezelf zoeken. Sommige mensen geloven in reïncarnatie en astrologie. Er is ook veel interesse voor paranormale zaken. Binnen deze spirituele stroming kunnen mensen tot heel verschillende levensbeschouwingen komen. Onder spiritualiteit vallen ook veel nieuwe alternatieve geneeswijzen als acupunctuur, magnetisme en handoplegging. Wat de stromingen gemeen hebben is dat ze de mens zien als een eenheid: lichaam en geest moeten met elkaar in harmonie zijn. In alles zit het goddelijke, dus ook in de mens.

> Er zijn mensen die vanuit een spirituele overtuiging hun kinderen niet willen laten inenten met het BMR-vaccin. Als hun kinderen de bof, mazelen of de rodehond krijgen, vinden ze dat juist positief. Zij zijn van mening dat het lichaam van zo'n kinderziekte sterker wordt.

Het humanisme is een geestelijke stroming, maar geen godsdienst. Het woord *humanus* betekent menselijk. In het humanisme staat de mens centraal. Het bestaan van God wordt niet ontkend, maar het belangrijkste is om als mensen goed met elkaar te leven. De belangrijkste uitgangspunten zijn:
- verbondenheid: de mens moet opkomen voor de medemens;
- gelijkheid: mensen moeten gelijkwaardig worden behandeld;
- natuurlijkheid: mensen moeten goed zijn voor het milieu;
- redelijkheid: de mens kan kiezen tussen goed en kwaad en tussen waar en niet waar;
- vrijheid: de mens kan in vrijheid eigen keuzen maken zonder een ander te schaden; de mens kan zelf beslissen over hoe hij wil sterven.

Het humanisme heeft geen absolute waarheden maar stimuleert de mensen om over allerlei dilemma's na te denken, bijvoorbeeld over het dilemma of je hulp mag geven bij zelfdoding in geval van grote geestelijke nood.

Mensen kunnen zich aansluiten bij het Humanistisch Verbond. In ziekenhuizen werken humanistische raadslieden die, net als dominees en priesters, de zieken bezoeken. Er bestaat ook een Universiteit voor Humanistiek.

> In je werk zul je mensen tegenkomen die in aanraking komen met ernstig lijden. Ze worden zelf ernstig ziek of hebben een geliefde aan de dood verloren. Vanuit verschillende levensbeschouwingen kunnen mensen verschillend denken over het lijden en over de verhouding tussen God en het lijden:
> - Er is geen God. Als er een God van liefde zou zijn, dan zou hij mij dit niet aandoen.
> - Het lijden is een straf van God voor de zonden die ik heb begaan.
> - God heeft zijn redenen om mij dit te laten overkomen. Hij heeft er een goede bedoeling mee. Soms brengt het lijden je dichter bij God.
> - Het lijden is er om de mens op de proef te stellen.
> - Mensen krijgen van God wat ze verdienen. Nu kun je het nog niet begrijpen, maar later in de hemel zul je begrijpen waarom het heeft moeten gebeuren.
> - Als je veel moet lijden, dan komt dat door de duivel, niet door God.
> - Het lijden is gewoon toeval. God heeft er niets mee te maken. De wereld is niet volmaakt, we moeten er zelf het beste van maken.
> - God laat mij niet lijden, maar hij steunt mij om het vol te houden.
> - Het lijden is er om tot ontwikkeling te komen. Je leert ervan, je wordt er sterker van. Door reïncarnatie kan iemand zich steeds verder ontwikkelen.

Figuur 10.3

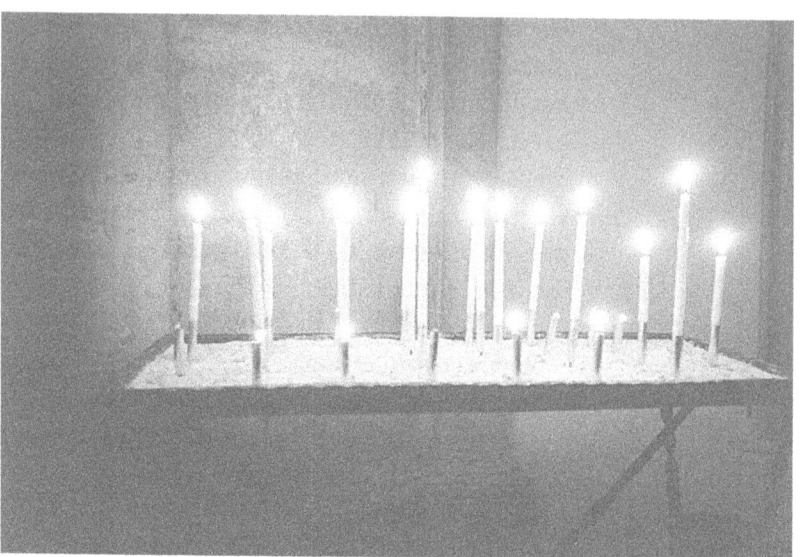

10.5 De waarheidsvraag

Er zijn veel verschillende godsdiensten en aanhangers van een bepaalde godsdienst vinden hun eigen godsdienst meestal de enige juiste. Hun godsdienst is de waarheid. Als de één het hindoeïsme aanhangt en de ander het christendom, is dan wat de ene godsdienst zegt de waarheid en wat de andere zegt niet? Of is het allebei waar of geen van beide? Dit noemen we de waarheidsvraag.
Er zijn mensen die geloven dat alleen hun eigen godsdienst de waarheid verkondigt. Sommigen zeggen dat godsdiensten allemaal op hetzelfde neerkomen. Anderen zeggen weer dat godsdiensten wel heel verschillend zijn, maar uiteindelijk allemaal uitkomen bij hetzelfde.

> Peter Henk Steenhuis in gesprek met filosoof Theo de Boer:
> Verhef geloof tot waarheid en je krijgt dwang
> Stel: mijn zoon zegt dat hij zijn boterham heeft opgegeten. Als ik hem geloof, denk ik dat hij de waarheid spreekt. Als ik hem niet geloof, denk ik dat hij de waarheid niet spreekt. Is de waarheidsvraag onbelangrijk?
> 'In deze zin niet. Maar geloven heeft verschillende betekenissen. In het Nederlands lopen die betekenissen door elkaar. In het Engels kun je het verschil nog herkennen. Bij het werkwoord TO BELIEVE denk je snel aan de waarheid, maar als je

het over het religieuze geloof hebt, gebruiken de Engelsen FAITH, wat veel meer op 'vertrouwen' duidt.'
Geloof is geen waarheid, geloof is vertrouwen.
Trouw, 1 november 2006.

Samenvatting

Niet iedereen gelooft in een God of sluit zich aan bij een van de grote godsdiensten, maar iedereen heeft wel een eigen levensbeschouwing en probeert vandaaruit zin aan het eigen leven te geven. Binnen elke godsdienst zijn er verschillende richtingen zoals orthodoxe, vrijzinnige en mystieke richtingen. De vraag wat nu precies de waarheid is, wordt door iedereen anders beantwoord.

Register

acculturatie 62
achterban 79
Algemene kinderbijslagwet (AKW) 116
Algemene nabestaandenwet (ANW) 116
Algemene Nederlandse Bond voor Ouderen (ANBO) 127
Algemene ouderdomswet (AOW) 116
Algemene wet bijzondere ziektekosten (AWBZ) 116
allochtoon 50
ambtenaar 80
animisme 193
Antilliaan 55
arbeidscontract 98
arbeidsethos 91
arbeidsinspectie 120
arbeidsmarkt 105
arbeidsplicht 105
arbeidsproductiviteit 94
arbeidsverdeling 91
   –, maatschappelijke 91
   –, technische 93
arbodienst 120
Arbowet 119
asielzoeker 55
assimilatie 61
autochtoon 50

babyboom 124
behoeftepiramide 90
belangengroepering 79
beroepscompetentie 26
beroepsethiek 169
bestuurder 71, 78
bestuurssysteem 70, 73
bevolkingsopbouw 125
boeddhisme 187

brutoloon 118
Burgemeester en Wethouders (B&W) 76
burgerschapscompetentie 26

Christendemocratie 83
christendom 189
coalitie 79
collectieve arbeidsovereenkomst (cao) 95
communicatie 60
communicatiestoornis 60
competentie 25
competentiegericht leren 24
compromis 79
consument 152
Consumentenbond 163
consumenteneducatie 161
consumentisme 156
consuminderen 158
culturele minderheid 50
cultuur 36, 38
   –, -kenmerk 36
   –, groepsgerichte 60
   –, individugerichte 60
   –, tegen- 38
Curriculum Vitae (CV) 98
CV, Curriculum Vitae 98

democratie 69
   –, directe 72
   –, indirecte 72
diaspora 188
dictatuur 70
dienstensector 92
dilemma, ethisch 170, 177
discriminatie 43
districtenstelsel 78
draagmoederschap 174

educatie, permanente 13
Eerste Kamer 76
elektronische revolutie 150
emigrant 54
ethiek 169
   –, beroeps- 169
   –, 'eerbied voor het leven'- 180
   –, ethiek- 178
   –, hedonistische 177
   –, humanistische 180
   –, Islamitische 180
   –, Joods-christelijke 180
   –, plicht- 178
   –, utilistische 178
   –, zorg- 180
etnocentrisme 45
Europees Parlement (EP) 132
Europese Unie (EU) 132
euthanasie 173
evaluatie 30

fundamentalisme 191

gastarbeider 53
Gedeputeerde Staten (GS) 76
gemeenteraad 76
gendiagnostiek 174
generaliseren 45
generatie
   –, derde 61
   –, eerste 61
   –, tweede 61
geschillencommissie 162
gezinshereniging 56
gezinsvorming 56
gezondheid 119
gilde 92
globalisering 129
godsdienst 187
groep 35
grondwet 72

hindoeïsme 187
humanisme 194

identificatie 138
identificatieproces 139

identiteit 134
immigrant 53
inburgering 56
inburgeringscontract 62
Indische Nederlander 52
individu 35
individualisering 64
Industriële Revolutie 93, 112
informatie 12
Informatie en Computer Technologie (ICT) 150
Inkomensvoorziening Volledig Arbeidsongeschikten (IVA) 116
institutie, socialiserende 40
integratie 62
Internationaal Monetair Fonds (IMF) 132
islam 190
IVF (reageerbuisbevruchting) 174

jeugdcultuur 38
jodendom 188

kabinet 73
kapitalisme 93
kennis 12
kenniseconomie 13
kennissamenleving 11
kiesdeler 78
kiesdrempel 78
kiesrecht 71
   –, actief 77
   –, passief 77
kinderwetje van Van Houten 113
Kolb 15
Koran 191

landbouwsector 92
leefbaarheid 142
leercompetentie 26
leerproces 15
leertips 23
leervaardigheid 16
levensbeschouwing 186
Levenslang Leren 13
levensvraag 185
liberalisme 83
lijsttrekker 77

links 82
loyaliteit 141

maatschappelijke stage 107
macht 70, 73
 –, rechtsprekende 73
 –, uitvoerende 73
 –, wetgevende 73
mantelzorg 114
marktwerking 124
Maslow 90
massamedia 80, 148
massaproductie 93
medezeggenschapsraad 103
media 79
meldpunt 44
migrant 53
Minderhedennota 62
minderheid, culturele 50
Molukker 53
moraal 168
motie 76

Nederlandse Patiënten Consumenten Federatie (NPCF) 163
nettoloon 118
Noord-Atlantische Verdragsorganisatie (NAVO) 133
norm 38
 –, formele 37
 –, informele 37
normen en waarden 167

ondernemingsbeleid 102
ondernemingsraad 102
ontgroening 125
ontzuiling 63
oppositie 79
oudere 126

palliatieve sedatie 173
parlement 73
parlementaire enquête 76
partij, politieke 84
personeelsbelang 102
planningsinstrument 27
politicus 78

politieke partij 84
politieke stroming 81
populisme 87
portfolio 31
premieheffing 124
pressiegroep 80
privatisering 122
Provinciale Staten (PS) 76

racisme 45
reageerbuisbevruchting (IVF) 174
rechterlijke macht 72, 73
rechts 82
rechtsstaat 69, 72
referendum 72
reflecteren 28
reflectie 30
reflectie, ethische 182
regering 73
remigrant 54
reïncarnatie 187
risico-inventarisatie en -evaluatie (RI&E) 120
rol 41
 –, -conflict 42
 –, -patroon 42
 –, slachtoffer- 45
 –, -wisseling 42
ruilhandel 91

samenleving
 –, agrarisch-ambachtelijke 91
 –, agrarische 91
 –, dienstverlenende of technologische 94
 –, industriële 93
 –, postindustriële 94
scheiding van kerk en staat 139
secularisatie 66
segregatie 61
sekte 193
Senaat 76
slachtofferrol 45
Sociaal Economische Raad (SER) 161
sociaal zekerheidsstelsel 114
sociale controle 40
sociale partner 100
sociale voorziening 115
socialisatie 39

socialisme 84
solidair 65
sollicitatiebrief 97
specialiseren 91
staat 70
stage, maatschappelijke 107
stereotyperen 46
subcultuur 38
Surinamer 54
syncretisme 193

techniek 145
technologische revolutie 149
technologisering 146
tolerantie 46
trias politica 72
Tweede Kamer 76

uitsluiting 44
Uitvoeringsinstituut Werknemers-
   verzekeringen (UWV) 116
Unesco 132
Unicef 132

vakbond 100
vakcentrale 100
veiligheid 119
Veiligheidsraad 131
Verenigde Naties (VN) 131
vergrijzing 125
   -, dubbele 126
verkiezingsprogramma 77
verlies 186
versterving 173
verzekering
   -, particuliere 114
   -, sociale 114
   -, volks- 115
   -, werknemers- 115

verzorgingsstaat 111
verzuiling 63
volksvertegenwoordiger 72
volksverzekering 115
voorkeurstem 77
vooroordeel 42
voortplantingstechnologie 174
vrijwilligerswerk 106

waarde 38
wachtlijst 123
welzijn 119
welzijnssector 122
Wereldbank 132
wereldgezondheidsorganisatie (WHO) 132
werkgever 99
werkgeversorganisatie 101
Werkhervatting Gedeeltelijk Arbeidsgeschikten (WGA) 116
werkloosheid
   -, conjuncturele 104
   -, frictie- 104
   -, seizoens- 104
   -, structurele 104
Werkloosheidswet (WW) 97, 116
werknemer 99
werknemersverzekering 114
Wet maatschappelijke ondersteuning (WMO)-
   117
Wet Werk en Inkomen naar Arbeidsvermogen
   (WIA) 116
Wetenschappelijke Raad voor het Regeringsbeleid (WRR) 138
wij-zijdenken 136

zingevingsvraag 185
zondebok 45
Zorgbelang Nederland 163
Zorgverzekeringswet (ZVW) 116

GPSR Compliance

The European Union's (EU) General Product Safety Regulation (GPSR) is a set of rules that requires consumer products to be safe and our obligations to ensure this.

If you have any concerns about our products, you can contact us on

ProductSafety@springernature.com

In case Publisher is established outside the EU, the EU authorized representative is:

Springer Nature Customer Service Center GmbH
Europaplatz 3
69115 Heidelberg, Germany

www.ingramcontent.com/pod-product-compliance
Ingram Content Group UK Ltd.
Pitfield, Milton Keynes, MK11 3LW, UK
UKHW051250180426
11947UKWH00020B/1632